精神科医が教える

一瞬で「不安」を消す言葉

精神科医
浅川雅晴

KKロングセラーズ

はじめに

これから先、頼りになるのは、働ける健康な体と心になってきます。
もしも病気になって働けなくなったら、収入がなくなる。生活に怯《おび》えが出る。
人の体と心は、もろくも崩れてしまいます。
これから先、体と心の病にはかからない努力が一番の選択になってくるでしょう。

これから先、予測不可能な時代に入るでしょう。二〇二四年、夏から秋にかけて何が起こることになるでしょうか。ＴＶニュースを見ていて、三月に一ドル一五二円だった日本の円。四月二六日深夜一ドル一五八円から一時一六〇円になった。

円安が続くことで、企業は厳《きび》しい経営になる。もうすぐ我々の生活でも電気代、ガス代が値上げになる。

子育てをしている家庭では、これ以上切り詰められないところまできている。今までは、何とかなるだろう、と思って生きてきたが、次々と食品の値上げが始まっている。それも一度ではなく値上げされてきている。

商店やスーパーマーケットも、値上げはしたくない。仕入れ価格が上がっているので、仕方なく値上げに踏み切っているのです。

ロシアとウクライナの戦争が終わらない限り、食料とガソリンはどんどん値上げになるでしょう！　戦争が終わったとしても、一年間、二年間は小麦が入ってこないと考えられる。

予測不可能な時代で、店を営む人達は、やりくりに頭をかかえこんでいる。

円安が続き、会社側も経営が難しくなると、リストラをしたくなる。

そんな状況で「うつ病で一週間休みたい！」との診断書を会社へ持っていったら

……会社側は、〝待っていました〟かのように「毎日出勤できない人はいらないよ」と言われ、退社願いを書くことになる時代に入っていると考えられます。
三〇年ぶりの円安は、予測不可能を意味している。

皆様は、今の状況をうすうす感じておられるでしょうが、皆様が思っている以上に危機が迫《せま》っていると思って下さい。
生き残りをかけて戦うには「自分の健康しか頼りになるものがない」と申し上げたい。

誰が悪いのでもない。時代が大きく動く時には、今のような危機が迫る。
自分の健康を頼りに乗り切りましょう。

浅川雅晴

目次

はじめに　3

1章　ちょっと気になることありませんか

#001　ワンテンポ反応が遅れることありませんか？　18
#002　いつもとちょっと違う感じ、ありませんか？　19
#003　「うつ気分」は、誰でもかかる心のカゼ　21
#004　「流れを変えないとまずいなぁ」と自分に話しかけよう　22
#005　脳にかかる「できない」という重圧をとろう　23
#006　精神的に無理になっている行為はいますぐやめよう　24
#007　独りで悩まず、診断を受けることも　25
#008　疲れたなと思ったらすぐ休むのが一番　26
#009　フルーツを食べると25分で脳の疲れが治まる　27
#010　他人の評価なんて気にしない　28

#011 自分自身を信じてのびのび仕事をすればいい　29
#012 真面目すぎることはない！　30
#013 自分の弱点表を作ってみよう　31
#014 自分の弱さをいとおしく見られるようになれば大丈夫　32
#015 人生は「面倒臭いこと」だらけと知ろう　34

2章　うまくやろうなんて考えなくていい

#016 自分を駄目だと決めつけなければ何度でも起き上がれる　36
#017 自分が思っているほど他人は人の失敗を気にしていない　38
#018 自然体でいられる工夫を考え、その場に挑もう　39
#019 今日が駄目でも明日は快晴が待っている　41
#020 幸せになると決めることが一番大切である　42
#021 悩んで価値がある悩みと、
価値のない悩みを素早く判断しよう！　43
#022 悩んでも仕方のない悩みは、割り切る勇気が必要　44

#023　自分の足を使って、心が喜ぶ場所へ行こう！　45
#024　感情をさらけ出せる場所を作ろう　46
#025　癒しの原点は信頼できる仲間を作ること　47
#026　悪い考え方をしない、悪い行動をしない　48
#027　自分自身のストレス袋を大きくして不満は中に詰め込もう！　49

3章　考え方ひとつで人は変われる

#028　身近な整理整頓ですがすがしくなれる　54
#029　やる前に無理と決めていたことでもできるようになる　56
#030　小さな積み重ねを継続する習慣を身につけよう　58
#031　本気でいい男になりたいと願ったら、いい男になっていく　60
#032　自分で変わろうと努力した時から、自信をつけていく　61
#033　自分のもつ感覚時間を使おう　62
#034　あっという間に過ぎる素晴らしい時間がある　63
#035　できないと頭で決めつけていることに挑戦してみよう　64

#036 「何事もやってみなければわからない」精神で体当たりしよう 65
#037 一日一時間の勉強を目指し自信を養おう 66
#038 めんどくさい勉強にこそ、運を引き寄せる鍵がかくされている 67
#039 生体リズムを変えることが、体調をスッキリさせるコツ 68

4章 脳の元気物質を出そう

#040 元気を出せる脳内物質をフル活動させる 74
#041 心の余裕が大脳への栄養剤 75
#042 心に余裕を持たせる7つのポイント 76
#043 好きなことをするとヤル気の脳が刺激される 77
#044 どんな困難な月日の中でも努力を続ければ光がさしてくる 78
#045 人間の能力に見合ったストレスは良いストレス 79
#046 視覚、聴覚、嗅覚を喜ばせれば心はリラックスする 81
#047 視覚がとらえるスマートフォンの画面は脳疲労を起こす 83
#048 太陽光線は薬では作り出せないすごい力がある 84

#049 「何かいいことがありそうな気分になる」このことがすごくすごく大切に 85
#050 物理的、科学的に証明できないことをやってのけるのが命の素晴らしいところ 86

5章　元気な一日の過ごし方

#051 朝日を浴びるようにしよう 88
#052 太陽光線には現代科学では作り出せない薬が含まれている 89
#053 体の中の生物時計を狂わせない生活をすると元気でいられる 91
#054 いつもより30分早く起きることで自分の知らない能力を見つけられる 92
#055 口から入れる食料は、将来につながる活動燃料 94
#056 朝食に「赤、青、黄、白、黒、緑」で一日を爽やかにしよう 96
#057 食は薬！ 免疫力を高める 97
#058 体を動かせば心が明るい方向に引っぱられる 99

#059 こんなことができたんだ、との認識が
自信につながり、さらに元気になる 100
#060 熟睡度を深くすると疲れた細胞が回復する 101
#061 睡眠前までスマホで脳を興奮させない 102
#062 汗をかく運動が脳の緊張をほぐして熟睡度を高める 103
#063 人から誉めてもらえることが脳の緊張をほぐす 104
#064 お酒も食事も眠る前は避けよう 105
#065 寝返りが自由にできる状態を作ると安眠できる 106
#066 後頭部と首を支える安定した枕がいい 107
#067 寝る前は楽しいことを考えよう 108
#068 今日も生きていられたことに感謝しよう 109
#069 睡眠前に瞑想で体の力を抜こう 110
#070 こうすれば幸せ気分で眠りに落ちる 111

6章　これをやめればあなたは変われる

#071　「パナシ」は病気と事故につながっている！　114
#072　「食べっパナシ」「脱ぎっパナシ」は自分を挫折させる　117
#073　「明日やろう」と思う気持ちがストレスを倍増させる　118
#074　「先延ばしっパナシ」は人生の軌道を狂わせる　119
#075　物事から物事をつなぐ5分間に体を動かすことをして下さい　120
#076　一日の中の5分間、7分間に目的を持たせて動こう　121
#077　ほっとする場所は何よりもの薬となる　122
#078　新型掃除機が来た日から掃除をしたつもりになっている彼　123
#079　朝20分早く起きることから一日の喜びが作り出せる　124
#080　一日15分、本気で子どもと向き合おう　125
#081　どんな時でも自分自身の生活を営むことが大切　126
#082　嫌なことを「先」にする習慣をつけよう　127
#083　「今は彼の姿」と思うと何でもできる　128
#084　言葉に出して「自分にはできる」と言おう　129

#085　心の整理法を身につけると一生の財産になる　130
#086　決めたことは決めたことだからやる！　131
#087　「働きっパナシ」の人が生き抜くために必要なこと　132
#088　25分間の「お昼寝」で元気に働ける　133
#089　「やればできるね」と声をかけてあげる。眠っていた影の自分が目をさます　134
#090　家族を幸せに導くには相手をほっとさせる空気をつくること　135

7章　仕事が大切か自分が大切か

#091　辛い時代ほど、自分が育っていることを覚えておこう　138
#092　完璧主義はやめよう　140
#093　我慢を溜め込まないで　141
#094　好きな仕事につくことは、心の余裕と能力的余裕を生み、より頑張れる　142
#095　まず自分の良いところをみつけてあげよう　143
#096　挫折した時、立ち直らせてくれるのが、自分自身が知る長所　144
#097　頑張った後は自分をほめてあげよう　145

#098 辛い時はあえて、「大丈夫」「大丈夫」と自分を落ちつかせよう 146
#099 朝日をながめて一日の始まりを明るくしよう 147
#100 時には、いいかげんって必要かもしれない 148
#101 苦労している時は成長の前触れ 149
#102 コンプレックスはある日、能力を持った武器になる 150
#103 「自分ってすごいかもしれない」と声に出して言ってあげる 152

8章 大きなものを見よう

#104 「心の中の遊び場」で行きたい所に行き、リラックスしよう 156
#105 たまには泣ける映画を観て、ストレスを流してしまおう 157
#106 人として「あー良かった」「あー楽しかった」と思う場面を作ろう 158
#107 大きな口を開けてわざと笑ってみよう 159
#108 失恋は「本当の相手ではない」との教え 160
#109 空想する時間が心を癒す 161
#110 気が沈んでいる時ほど、明るい無地の服を着よう 162

#111 部屋のカーテンを黄色、白色、ピンクに変えてみる 163
#112 水の流れる音が心を落ちつかせる 164

9章 自分の中には無限の力がある

#113 今は、上手でなくても、明日はきっと上手になれる 166
#114 遺伝子の記憶は自分の宝だ 167
#115 運の良い人は、あちこちから運の神様が集まって大きな力になる 168
#116 想像することで運は良い流れをもたらしていく 169
#117 時々お墓参りをして一日を爽やかに…… 170
#118 難しく考えず、今日できることを頑張ればよい 172
#119 誰にでもチャンスはやってくる、夢はきっと叶うようになっている 173
#120 できるできると思ってやると、できるようになる 174
●新型うつ病とは 176
●新型心身症（テクノストレス症候群）とは 183

1章

ちょっと気になること ありませんか

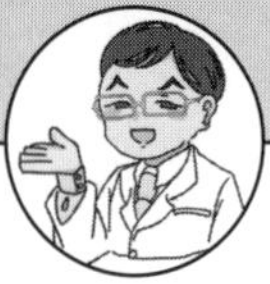

#001

ワンテンポ反応が遅れること ありませんか？

もしも、今、あなたが次のような症状でちょっと気になっているとしたら……。

本来の自分とは、どこかが違う。顔がむくむ、体がだるい。人と会うのがおっくうだ。学校や職場へ行こうとするが、なぜか気が進まない。だらだらしてしまう。何を考えるでもなく、ただボ～っとしてテレビを見ていたりする。

人から話しかけられてもすぐに答えられず、無表情になっている。

他にも個人差によって様々な症状がありますが、全部を含めて一つ言えることは、普段よりワンテンポ反応が遅れている、というのが大きな目安です。

それにもう一つつけ加えるならば、「何をしても楽しく感じない気分になる」ことがあげられます。

人によっては一人で外出するのが不安で仕方なく、友達か家族について行ってもらわないと不安で家から出られなくなってしまうこともあるのです。

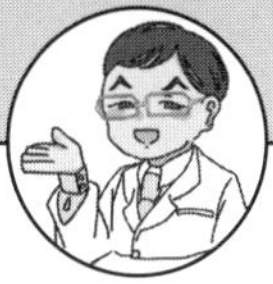

#002

いつもとちょっと違う感じ、ありませんか？

いつもとちょっと違う感じがするときは、ストレスが原因と考えられます。

●最近の行動と生活リズムが乱れていないか？
●睡眠不足になっていないか？
●日々の暮らしの中で将来の不安をもっていないか？
●日々の生活でリストラの心配におびえていないか？
●食事が急に三食から一食に減っていないか？
●職場で慣れないことを急にせざるを得なくなっていないか？
●恋人、家族など、親しい人間と争っていないか？
●受験をひかえて神経をピリピリさせていないか？
●就職が決まらないために生活の不安を感じていないか？
●子供が反抗期に入っていて、どう扱っていいのか悩んでいないか？
●転校、移動をしたばかりで悩んでいないか？
●両親が旅行や転勤で一人で住むことになっていないか？
●将来を考えさせる重大なことを決める日が近づいていないか？

以上のようなことに心あたりがあり、少し長びいた形で悩んでいたら、ストレスの原因を早く見つけて、悩む時間を少なくしましょう。

過剰労働が続くことで、睡眠不足からうつ病が発症している。体が怠《だる》い、人と会うのが辛い、会社へ「出社しなくては」とわかっているが、気分がすぐれず支度《したく》ができない。

遅刻してしまい、上司に怒鳴られる日々が連発する。うつ病と抱き合わせたように不安症を発症してしまうことも多い!!

何をするにしても不安になる。普段より、反応が遅れてしまう。

一人で行動するのが不安になってしまう。

まず、「いつもの自分ではない」と感じた時は、専門医を受診し、その原因を知ることで、短期改善になる。完治が早くなる。

さまざまな職業がある中で、「人に気を使う」仕事から不安症が起こりやすい。「時間を気にする」職業の方も不安症が起こりやすい。緊張が続くと、不安から多汗症が発生してしまう。仕事を休めない人は、早く専門医（心療内科）を受診しよう!!

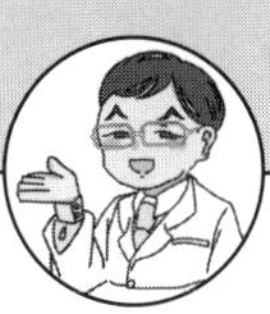

#003

「うつ気分」は、誰でもかかる心のカゼ

どんな人にもその人なりのプライドがあります。日常の暮しの中でそのプライドを傷つけられる言葉や仕草を受けると人間は落ちこんでしまいます。これは心がカゼをひいた初期症状です。

一日でなかなか落ちこんだ気分が解消されず、次の日も同じことをネチネチと考えている状態が続いて、うつ気分に入っていきがちです。

しかし、子供の頃から、クラブ活動でしっかり怒鳴られたり、兄弟がいる環境で育ち、喧嘩《けんか》の免疫がある場合は、罵倒される言葉に馴れているので、厳しいことを言われてもひきずることは少ないのです。

それに対して、全く反対の環境でヌクヌク育っているとするならば、心がすぐカゼをひいてしまうでしょう。もたもたしているために上司に怒鳴られます。恋人にプライドを傷つけられる行為をされてしまった。

しかし、この程度のうつは、そんなに大げさに取り上げることもないでしょう。自分を理解してくれる上司についたり、また、浮気をしない恋人にめぐり逢えば、再び自信が出てきます。良い状況変化ができれば、ウソのように治ります。

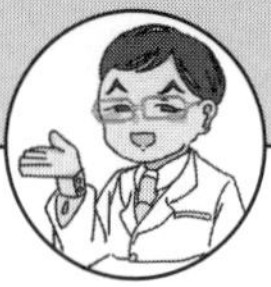

#004

「流れを変えないとまずいなぁ」と自分に話しかけよう

うつ気分の時は「消極的、否定的」になる考えが、浮かんでは消え、消えては浮かぶというくり返しになるでしょう。

これでは、うつにリードされて、気持ちも身体もまいってしまいます。

「流れを変えないとまずいなぁ」

といった具合いに自分で自分に話しかけてみてください。

いま、自分は「うつ気分」に心が占領されているという認識をもてると「さあ、どうしよう」という決断が下されます。決断が下せる時に、対策を考えだす。その時から気分は明るい方向へ向き始めるのです。

「流れを変えないと、まずいなぁ」と思う時、一つの方法として苦手とする英語をひとつだけ覚える。

自分で誉めてあげる。「なかなか覚えが早い。できるではないか」と誉めてあげると、次の単語を覚えるのが、苦痛ではなくなる。

苦手とする料理でも良い。上手にできた卵焼きだと「やればできるではないか」と誉めてあげる。

自画自賛《じがじさん》をうまく使うことで、次のメニューをやってみたくなる。

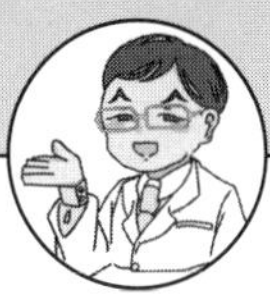

#005

脳にかかる「できない」という重圧をとろう

自分で自分を誉めてあげる日常を作ると、明日が楽しく、明後日に希望の光を見る。

脳にかかる「できない」と言う重圧をとることで自分の持つ能力が引き出されることを知っておくと、前進することが早くなる。

さらに、心が三日も一週間も晴れない時は、古いアルバムを出してきて、自分が何をしているか⁇　何をしている時が楽しかったか⁇　心に問いかけることができる。

多くの写真を見ているだけで、あの日、あの時がよみがえる。それだけで、心に新しい空気が入る。

「そうだ‼　あそこへ行ってみよう‼」と思う。

歩んできた道には、自分自身のやり残したことが落ちている。

もう一度、あの日を、独りでも夫や子供とでもやってみれば良い。その場所から新しい場所へと、歩き始めることで、軽症うつ病は治っていく。

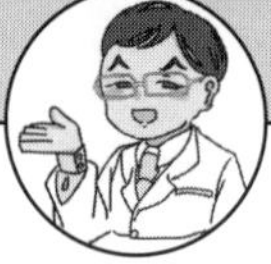

#006

精神的に無理になっている行為はいますぐやめよう

うつ気分でいるのはわかっているが、「自分がもしかしたら精神的にちょっと危ないところに入りかけているのではないか」と思いたくないために、ますますうつを作ってしまうことが多いのです。

自分は「このままでは病気になる」と気づくところまで行ってしまえば、医師に相談するので、ひどい領域には入らないですみます。

うつ気分を出している時に、頑張らなくては、と強引に自分の気持ちを押し殺して嫌なことを続ける。要するに、無理な感情を承知の上で辛抱することによって、うつから、さらに重症うつ病になる恐れもあります。

アドバイスとして、うつ気分の時は、精神的に無理になっている行為をやめて、心静かにできる状態にしてやることで、落ち着いてきます。

上手な気分の切り変え方としては、過激な行動をつつしみ、静かなもの、美しいものを「本、絵、映画、風景」で楽しむというほうが良いのです。

落ちついた心に「さあ何をしよう」という目的が宿ります。その時から心はがらりと変わるはずです。

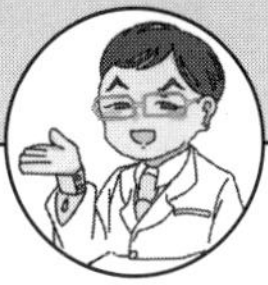

#007

独りで悩まず、医師のもとに行くことも

不眠が三日以上続く時は、専門医を訪ねて、原因になっている元を知ろう。

●失恋
●仕事の対人関係
●子育て
●親の介護
●金を借りての毎月の支払い苦
●イジメに合っている　等々。

睡眠が深くなるようにしよう。

してはいけないことは、自己診断である。

「これぐらいは何とかなる」と軽うつ病を放置することで、一週間不眠が続くと重症になっていく。現代は誰でもうつ病に患《かか》る社会背景がある。

医師の診断を受けると、「軽症、中等症、重症」を教えてもらえるので、次への回復が早くなる。

独りで悩んでいる間に、自分の命があやうくなるのが、重症化である。

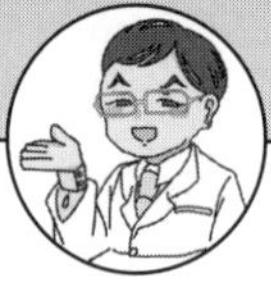

#008

疲れたなと思ったら すぐ休むのが一番

自分の体は未来へ向かう誘導体です。疲れた時には、甘いものが食べたいと訴え、甘いものを買いに行かせる誘導力があります。

それは、精神面に対しても同じことであり、疲労感や怒りが出ている時は、「もういやだ！」と訴えているのです。誘導に従って、状況を変える、環境を変えるなどして心を休めてやるのが一番大切です。

疲労感や怒りを訴えている時に、早く心を休めると、うつを出す手前で健康な体と心をとりもどせます。

肉体的にも精神的にも、自分の体が訴えている感情を、心をすまして聞いてあげる、その余裕を持つ」と良いのです。

●精神的余裕は、ゆっくりした時間から作られます。

●精神的余裕は、自分で自信のあることをしている時に作られます。

その状況に応じて、どちらかを選んで使うのもいいでしょう。疲れたと思った時、すぐに休む理性的行動がとれる人は、生活状況に対しても仕事に対してもそれが、自信をもつことにつながり、心の余裕を導きます。

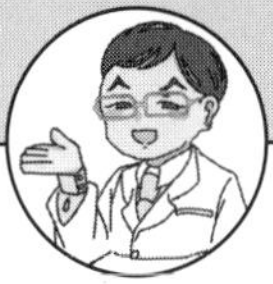

#009

フルーツを食べると25分で脳の疲れが治まる

疲れたなあ〜と思ったら、二五分間休もう。

みかん、リンゴ、ぶどう、三口〜四口を五〇g食べて、二五分間休む。

体の中からブドウ糖を脳に運ぶには、二時間かかる。

だが、フルーツを食べると、二五分間で、脳にブドウ糖として運ばれ、疲れが治まる。

日常で魚と色の濃い野菜、ニンニクの茎、いためもの、トマトサラダと鶏肉料理といったように、疲労回復してくれる料理を食べると深い睡眠になる。

栄養バランスと睡眠を組み合わせると、心にも余裕が生まれてくる。

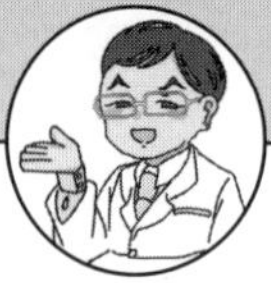

#010

他人の評価なんて気にしない

うつ気分を出しやすい方は、自分自身に関しての次の三つを確認することから始めて下さい。

(1) 自分のペース（速さ）
(2) 自分のフォーム（形）
(3) 自分のキャラクター（性格）

自分を知りつくすことによって、仕事に対しても不安を感じにくくなります。悩みが発生する原因に、「他人の評価を非常に気にする」ということがあります。他人の目や口を気にする人は、どうしても行動が制限されて、心がいつも不安定でいると共に、本当にしたいことを抑えている重圧で、イライラします。

もっと遊んでいたいのに、家に帰らないと妻に叱られる。日曜日はゆっくり寝ていたいのに、早起きして家族と出かけることを要求される。

他人の評価を気にしない自分を作ることで、断わる意識と行動を起こす意識が、かなりはっきりします。そこで、自分の生き方が決まってくるので、人の目や口を気にしなくなるのです。

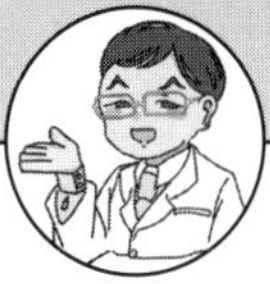

#011

自分自身を信じて のびのび仕事をすればいい

他人の目や言葉を気にすることはありません。

他人が家賃を払ってくれるわけでもない。

自分で働いて自分で食材を買って生きているのです。

自分に与えられた仕事を頑張れば良いのだ、ともう一人の自分に言ってあげよう。

誰でも二人の自分が最低でもいる。

強がる自分と弱い自分。

僕の場合三人いる。怠《なま》けものの自分が加わる。

自分の中にはいろいろな自分がいる。

他人の目や口を気にしないで自分自身を信じてのびのび仕事をする自分になっていくことを目標にしよう。

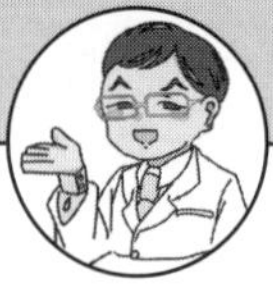

#012

真面目すぎることはない！

うつを出す人は「心が真面目、清らか、几帳面」を持ち供えている人が多い。

他人、親、妻、夫から言われたことを正面から受けとってしまう。

同じことを言われても、「ふざけた人」は、聞いているふりをして、「ランチは何を食べようかなあ～」と頭の中で別のことを考えている。

「あまりお金をもってきていないから、ラーメン、ギョウザにしようか？」

「ふざけた人」は注意されていても、聞いていない。

正面から、「傷つくことがない」。だからうつにはなりにくい。

他人の生き方を参考にすると、気持ちは楽になっていけます！

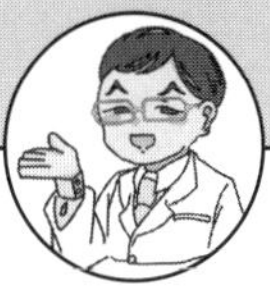

#013

自分の弱点表を作ってみよう

平坦に見える日常生活の中にも人生の節目《ふしめ》があります。入学試験前、入社前、恋愛中、結婚前、子育て期間、仕事に就いた時、病気になった時など、いろいろな課題が折々に出てきます。

「頑張らなくてはいけない」と思う。一生懸命になるのは当然です。特に几帳面、真面目な人ほどその熱心さ、一生懸命さが裏目に出て無理が少しずつ身体及び精神に負担をかけてしまうのです。

差はありますが、新しい課題にむかっての「一カ月後、三カ月後、半年後、一年後」に異変がおこりやすいものです。

何カ月かが経過した時、「自分は何のためにこんなに頑張っているのだろう」という感情が突然浮かんだりする。不思議な気分と居心地の悪さとで、「自分が自分でない気分」になってくるのです。

精神的重圧、肉体的疲労がそうさせて、ある日、異変が出るのです。

人生の節目にきて、ここ一番で頑張りたい人ほど、自分はどういうポイントに弱いかを知るために弱点表を作ることをおすすめします。客観的に自分が見られるようになります。

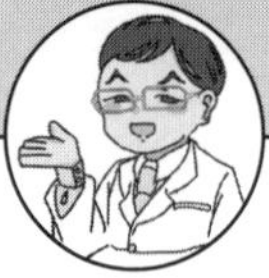

#014

自分の弱さをいとおしく見られるようになれば大丈夫

弱点表

- ●時間がせまると焦りまくる
- ●人との比較で焦る
- ●内容に取り組むのが寝しずまった時になってしまう
- ●負けん気が強い性格
- ●最初頑張りすぎて後で息切れする

さらに次には自分がほっとできる心の休養表を作ります。

心の休養表

- ●睡眠
- ●映画
- ●軽い日帰りドライブ
- ●つり
- ●ショッピング

●友人とのパーティー

弱点表と、心の休養表をいつも見る所に貼りつけましょう。それを意識することで自分の弱い面でストレスを感じない生活工夫をすることもできます。

おしつぶされる前に休むこともできてきます。

目で見て、確認して実行しましょう。

弱点があるのが人間です。そんな自分を認めましょう。そして、自分の弱さをいとおしく見られるようになればしめたものです。

心の休養表を作ったことであれをしてみようか、これをしてみようかと興味内容、趣味がふえて、明るい性格になった人はたくさんいます。

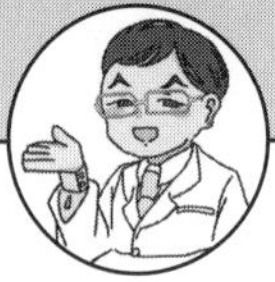

#015

人生は「面倒臭いこと」だらけと知ろう

弱点表ができた。覗いてみて下さい。

あなたが弱点だと思っている多くは「面倒臭い」ことだと思います。その「面倒臭い」の心理があらゆるところで働いていることに気がつきませんか。

「できない」のは、「面倒臭い」から、やっていないだけで、それが数年に渡り、弱点を作りあげてきたのではありませんか。

ここらで、考え方を変えてみましょう。

「人生は、面倒臭いことだらけで成立している」

成功する人達は、一律に「面倒臭いことを、当たり前のように普通にこなしている」のです。

普段の生活が、面倒臭い中で、自然に精神的に鍛《きた》えられているのです。

他人と自分とを比べないで、自分のペースをものにして面倒臭いことをこなしてください。

2章

うまくやろうなんて考えなくていい

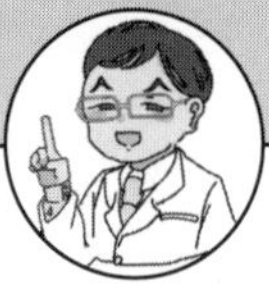

#016

自分を駄目だと決めつけなければ何度でも起き上がれる

完璧な人なんていません。

だから面白いのです。テレビで見るトークショー。こんな立派な肩書きの人が、そんな失敗があったなんてウソでしょ、人間って面白いなあ、と思うのです。

初めから完璧に何かをしようと思うから、転んだ時のダメージが大きくなる。だから、起き上がるのに時間がかかる。それによってすべてに乗り遅れる。気持ちが、駄目な方向へ駄目な方向へ行くことになるのです。

上手な転び方があるんですよ！　それを身につければ、心がちょっと傷つくだけで済んでしまいます。

上手な転び方とは

(1) 最初から全く期待しないで全力投球すること
(2) やってみなければ答は出せないと思うこと
(3) 一〇〇分の一の可能性だとしても、その可能性にかける勇気をもつこと学業、仕事に対して、これらの気持ちをもって望むことで、結果が悪くても後悔しなくなるでしょう。

それによって、再び頑張っていける体勢が短い時間で整理されます。そしてくり返しているうちに、不可能と思っていたことが、可能になってくるのです。苦心と頑張りの汗が自信になるのです。

何事に対しても、上手な転び方で早く自分のペースに戻すことが大切なのです。

転ぶことを怖がっては、何も悟れないで終わるので、先へ進めないのです。

人の値うちは、頑張って努力している人が、時を越えて勝利できることで証明されるのです。

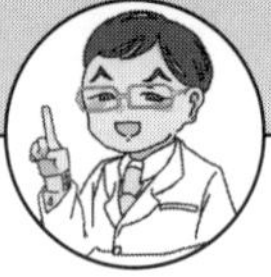

#017

自分が思っているほど他人は人の失敗を気にしていない

●会社で内容説明をする日がある
●結婚式で友人代表で挨拶を頼まれて断われない
●音楽テストで歌を唄わなければいけない

日常の生活の中に誰にも避けて通れない、ここ一番があります。

人間の心理として、やるからには上手にやりたいと思います。

特別な気持ちで頑張ろうとすると、ごく微妙でありますが緊張のあまり固くなってしまいます。ここ一番で恥をかくこともあるかもしれないと思えば思うほど緊張してきます。

まずは、「完璧な人なんていない」と思うことです。

自分が思っているほど他人は人の失敗を気にしていないのです。

失敗は後になれば〝笑い話〟になってしまうのです。

でもここで、少しでも緊張しない、あがらないための対策法をお教えいたしましょう。

緊張すると三〇秒で筋肉が硬くなります。そこでリラックスするために、大きな深呼吸をしましょう。

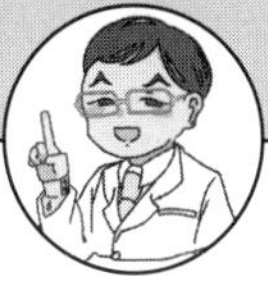

#018

自然体でいられる工夫を考え、その場に挑もう

結婚式場などの特別な日は、式服、よそ行きの服を着ますね。その時点で特別意識が働いてしまいます。

では、特別意識をさせない工夫を自分なりにしてみましょう。

たとえば人前でしゃべる時、メガネを小道具としてかけることで別人になった意識を作ると緊張を防ぐことができます。

「メガネや帽子」などの小道具とか、好きな香水をつけて、緊張をゆるめるという工夫もあります。

このように上手にしようと思う前に、自然体でいられる工夫を考え、その場に挑むと良いようです。

式服を着る会場には、魔物が住んでいる。魔物とは、人の平衡バランスを崩すことをする。天上の高さ、箱の広さ、扇型だったりする会場は、人の平衡バランスを崩させます。

結婚式場で挨拶をしようとすると、頭が真白になって、言葉が出てこないことが起こってしまう。

そんな一面を見る時もあります。

オリンピック選手は、一カ月前、二週間前に会場に馴れるために、現地に早く入る。

どんなに日本で練習していても、平均台から落ちてしまうことだってあります。目に入る距離と脳に伝わる距離に誤差が生まれる人は、つり輪から手が離れて落ちてしまうということが起こります。会場には、魔物が棲んでいるのです。

でも選手が金メダルをめざして挑む姿は美しく、見る人すべてに感動を与えます。

そして、メゲずにひたすら努力を続けることで、金メダルを手にすることができるのです。

人生も同じです。

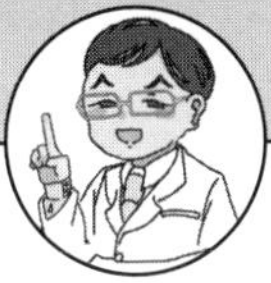

#019

今日が駄目でも明日は快晴が待っている

昨日も今日もパッとしない。土、日曜だというのに……誰からの誘いもない。そうかといって、これという、したいこともない。家でテレビを見て、寝て、またテレビを見てゴロゴロするしかない。

こうした状態は、一五〜一六歳頃、また一八歳頃の大切な受験前などにも見かけられる。また社会人になったばかりの人が、会社に入ったが、自分が思っていた仕事ではなかったとガッカリする時、休み前からゴロゴロしてしまう状態が見かけられる。

人の体は一面ではとてももろいもので、心が晴れないと体はゴロゴロしてしまう。

「今日が駄目でも明日は快晴が待っている」と信じた人は、快晴になる努力をするので、心の病になりにくいといってよいでしょう。

何か面白いことはないか、工夫した生活をして下さい。

外に出て植物を見て下さい。日々違った姿を見せてくれます。

昨日まで何も変わらない姿なのに、よく見るとつぼみがぷくっとできていたりする。花も樹も人も共に生きている限り、明日は快晴になります。

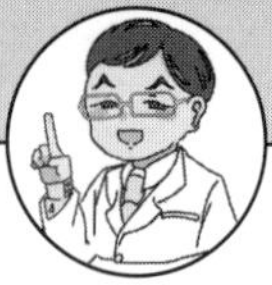

#020

幸せになると決めることが一番幸せである

今、幸せでなくても……自分ができることをさがし続けよう。
幸せな日々が待っていてくれる。
自分がする努力は、裏切らない。
目的がないと、若くても、大人でも、ダラダラと日々を過ごし、幸せを見失う。

- 目的ができると、夢が膨らんでくる
- 幸せは、自分で見つけることができる
- 幸せになると決めることが一番大切である
- 今、生きていられる。そのことが幸せである

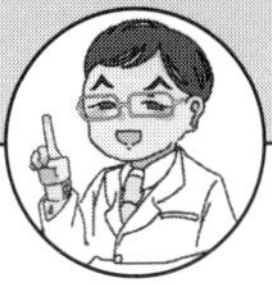

#021

悩んで価値がある悩みと、価値のない悩みを素早く判断しよう！

悩んでもよいことと、悩んでも仕方がないこととの、判断能力をつけることで、かなり精神的な負担が軽くなります。

悩む時間を少なくすることにより、体調は改善します。

●精神的な重圧が少なくなり、快眠できる対策になる
●食欲が出る。排便も改善し、気分爽快になる
●その日の目的が素早く決まってくる
●人と爽やかに会って、会話ができ、ストレスの少ない一日になる

悩みを自ら作らない努力は、精神と身体の負担を軽減し、若さを保つことにつながります。

頭脳が働いている限り、悩みは次から次へと生み出されますので、悩んで価値がある悩みと、そうでもない悩みとを素早く判断する必要があります。

価値のある悩みとは、自分の能力を高めることについての悩みだと思います。それは、自分が努力すれば何とか解決することであり、悩めば悩むほど自分が高まってきます。

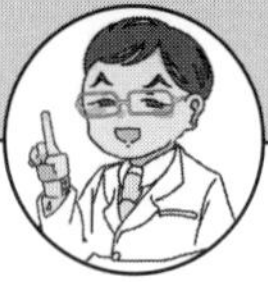

#022

悩んでも仕方のない悩みは、割り切る勇気が必要

悩んでも価値がないのが対人関係でのストレス。

睡眠妨害になることが多く、女性でも円形脱毛やアトピー皮フ炎を発生させる人も多い。

ストレスが原因で、体調不良と共に、体の表面にも出てくる。

上司とのいがみ合いのこと、恋人とのいがみ合いのことを一人で悩んでいても、相手側は、自分が気にするほどは気にかけてなかったりします。

ですから、悩むのは一～二分にして、それは、相手と会った時に話し合ってみようと、割り切る勇気が必要です。それがあなたの人間力を高めてくれます。

毎日悩みが発生するたびに、特訓することで、判断し処理する能力はスピードを増してきます。

そして上手な生き方が自然に身につくことになります。

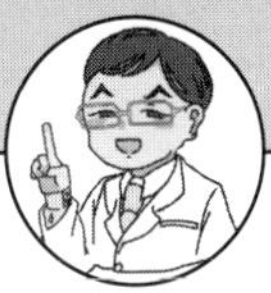

#023

自分の足を使って、心が喜ぶ場所へ行こう！

心が少し、うつ気分を出してきているなと感じられる時は、何もしようと思わないで、十分な睡眠を取った後で、自分自身が負担に感じない所まで、歩きましょう。その中で現実の生活と全く異なる場所、静かな広いお寺や公園で足を止め腰を下ろしてみましょう。

太陽の光を楽しみながら、目は空と木々を見るように心がけると良いのです。心に優しいものを自ら入れる努力をすることで、希望がわいてくるイメージが作られていきます。

自分の足を使って、心が喜ぶ場所へ行く。普段から知りたいと思っている本をさがし、ひなたで読むのも、心に優しいケアーであり、良いイメージがわいてくるでしょう。

日常しないことをするのが、心に重圧をかけない方法であると言えるでしょう。マッサージなどもリラックスをする対策の一つです。

最低一日で一五分間～二五分間太陽光線を浴びると、深い睡眠を促すことにつながって健康状態が良くなり心も晴れます。

太陽光線は、体内時計をリセットしてくれるのです。

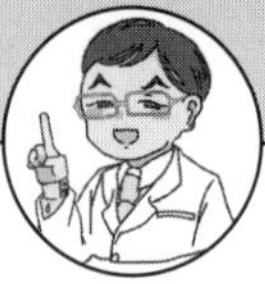

#024

感情をさらけ出せる場所を作ろう

悲しい時に、感情をさらけ出せる場所がありますか？　辛さを話せる友達がいますか？　感情が正しく素直に出せる状況をもっていない人は、どうしても感情の整理がうまくいきません。

日常生活を通して心を話せる相手を作る努力が、いかに大切か、認識しましょう。一番良いのは、家族で、会話のある家庭があると、そこで心をさらけ出せるのではないでしょうか。

現実に普通の社会生活ができている人が、うつ病を多く出している原因に、「家庭内で会話することが少ない」ということがあげられます。また、一人暮らしが多い都会では特にうつが増加しています。そうした一面をみると、自然の会話が、あるかないかによって感情の整理整頓ができる、できないが決まってきます。

家庭があっても、忙しくて会話がなければ、一人暮らしと変わりありません。そして、家族と離れて、単身生活をすることが決まった後に、うつを出す傾向が多くみられます。単身生活になると、環境変化が重なり、最もうつ病を発生しやすくなります。

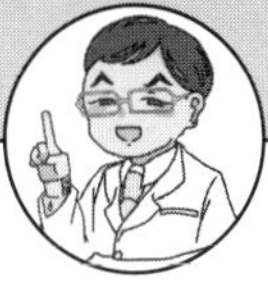

#025

癒しの原点は信頼できる仲間を作ること

癒しを求めて、マッサージからエステ、アロマテラピーなどが盛んです。

しかし、癒しの原点は、信頼できる仲間達を作ることでしょう。それが、夫婦であったり、恋人であったり、また、親友であると思います。一口に言い切るならば、自然体で生活できる環境が人間の心には一番優しい癒しでしょう。

「お～い、お腹が空いた、飯を食いに行こう」

「お～い、疲れた。今日はこのへんで切り上げよう」

「明日もまた、頑張ろう」

自然な会話ができることによって、それを受けとる側も、

「そうだな、腹がへったなあ。じゃあ食べに行くか」

と感情が整理される状況になり、ストレスが一回ずつ解消されます。

次のストレスがたまる頃に、「お～い疲れた。今日はこのへんで切り上げよう」と上司が声をかけてくれる。

そのことによって「そうだなあ－。疲れたなあ」と感情が整理されるのです。

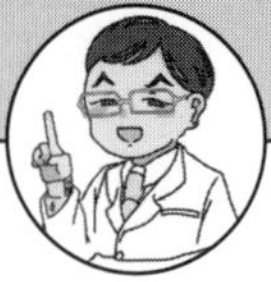

#026

悪い考え方をしない、悪い行動をしない

精神を安定させる生き方の基本は、絶対に悪い考え方をしないところから始まり、悪い行動をしないことによって、安心感が得られます。ただ、それだけのことにすぎません。

精神の乱れは、人の言葉や仕草で傷つけられて起こることが多いと思われがちですが、そうとばかりはいえません。自分から、不安にさせる行動をとって起こることもあります。日常生活で、できるだけ悪いことを考えない習慣が、悪い発想をしないことにつながります。

幼い子供達は心が清らかですから、天使の顔をしています。自ら悪だくみを考えることなどありません。ですから、遊び疲れると、泥のように熟睡します。

幼い子供達の清らかな心を持つことが、自らの不安を作り出さない、精神を安定させるポイントになるでしょう。

精神を安定させるということは、日常の活動力を上げ、能力を発揮させることに、大きくつながっています。一日の終わりが、良かったと満足できるか、できないかの原点は、悪いことは考えない自分でいれば良いのです。

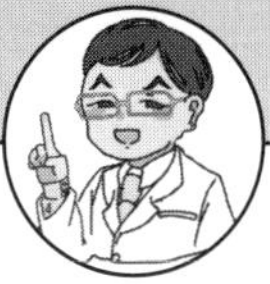

#027

自分自身のストレス袋を大きくして不満は中に詰め込もう！

肩書きのある人達が不祥事を起こして、突然、自殺をはかってしまうなどのニュースを見聞きします。同じ不祥事を起こしても、自殺までいかない人もいます。

それは、真面目さ、几帳面さの違いであり、自分を追いつめる重圧の違いがあるからです。

そして、個々が持っているストレス袋の大小の違いがあるのです。

真面目で几帳面な性格を直すことは難しい。それはその人が持って生まれた特性の一部分ですから。

しかし、小さなストレス袋しか持っていない人を、中ぐらいのストレス袋にまですることは努力すればできます。

真面目で几帳面な性格の人は、頭で物事を決めているというところが多く見られます。

そのような人は、自分で決め込んだ答と異なる答が出ると、ストレス度が倍増してしまいます。

まずは、物事を決めてかからないようにすることです。

そして、心の柔軟性を養う努力をすれば、持っているストレス袋が小さい人でも、大きくなって余裕が出てきます。

自分自身が持つストレス袋を小から中に、中から大にできれば、仕事・家庭・人間関係の不満を、かなり中に詰め込むことができるでしょう。そして、おいそれとは、うつ病にかからなくなるでしょう。

心の柔軟性を持つということは、楽観的になる一方で、人のミスを許す優しさが必要です。そして、人に指摘された注意を根に持ってしまわないことです。

不愉快ではあるが、「そうしたこともある」と、他人事のように受け止める柔軟性を持つことで、ストレス袋は大いに変化します。

ストレスを持って帰宅しないことが不眠にならない方法です。

人を許す優しさが、ある日、他人に許してもらえる場面を作ることもあるのです。

❀僕のストレス袋が一杯にならないワケ

普通に生活しているが、日常で頭にくることが多い。例えば、急にお腹の調子が悪くなって、トイレに駆けこむ。あまりの汚さに驚く。

もし、自分の住んでいる家のトイレが、こんなに汚いと、「どうする、どうする」と言って、汚いトイレを掃除してから出る。

お腹が痛い時、使わせてくれてありがとう、と思う気持ちがないから、汚いまま出て行くのだろう。後から来た人が、どんなに不愉快になるだろうと思うと、見て見ぬふりができなくなる。

公衆トイレを軽く掃除して出る自分をなさけなく思っていた時もあった。今はなさけなくない。誰も見てない所には、神様が住んでいる。能力が少ない自分に生きるチャンスを与えてくれている。

人が見ていない所で努力する人になろう、と決めた時から、勉強大嫌いだったのに、勉強をしようと努力する人間に変わっていた。

これこそ、未来を切り開くチャンスだと思った。僕は、人に対して「ありがとう」と思う気持ちがあるから、ストレス袋は一杯にならないのかもしれない。

3章

考え方ひとつで人は変われる

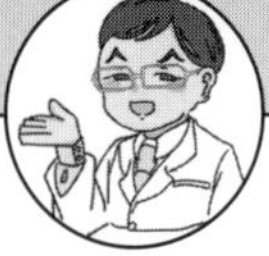

#028

身近な整理整頓ですがすがしくなれる

どんな人でも、すがすがしさは手に入れられると思うのです。また、どんな人でも豊かな心の旅を感じることができると思うのです。

仕事で忙しい、学業で忙しい。そのため、自室が衣服や本でいっぱいになり、ゴミの山のように散らかっている。今度の休日には、整理しようと思う。でも、休日は誘いに乗って出かけてしまった。自室はもとのまま手がつけられていない状態です。

ここでちょっとだけ整頓してみようと散らかっている衣類をたたんだり、洋服をハンガーに吊るして隅のほうに片づけた。読み散らかしていた新聞をきちんとたたんで寄せた。たったそれをしただけで、わが居室は、すがすがしく見通しがよくなります。

「これだけきれいにしたのだから、来週あたり友達でも呼ぼうか」なんて、勝手な想像をすることは、心が未来に向かって良い旅をしているのだと思いませんか。ちょっと身近の整理整頓をするだけで、後のすがすがしさを味わえるのです。

実際に、体を使い頭を使って室内の整理整頓をしたことによって、脳の働きが活発になり、エンドルフィンが出たり、セロトニンが増加し、すがすがしさを感じるのです。また汗をかき、血行が良くなり、ノルアドレナリンが増加することで気力が出てきます。

軽うつであれば、こうした身近な室内の配置換えでストレスが解消されるきっかけがつかめます。

一度、整理整頓した後、自分の生き方を変えてみる。

使ったものは、元のあった所に戻して、次の行動をする。その習慣を体に焼きつけましょう。

そうすれば一生の時間で、整理、整頓の掃除をする時間が少なくなります。子供ができても散らかる悩みが減る。

さて問題は自分がいらないものを捨てる勇気があるか、どうかです。

だいたい部屋が散らかる原因は、いらないものを溜めこみ過ぎるからです。

捨てる勇気を持とう！　だらしない性格まで直ってきます!!

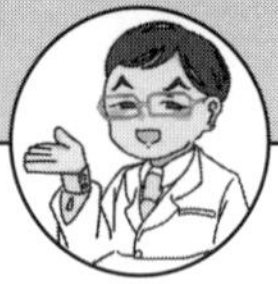

#029

やる前に無理と決めていたことでもできるようになる

生活の中で、やってみなければわからないことがいっぱいあります。

僕がそうじをするなんて、する前は無理、無理と答を出していました。

スーパーマーケットで買物をして大きな荷物を持つなんて無理に決まっていると思っていました。

犬を飼うようになって一〇年経ちます。

以前は多くのことを無理、無理と思っていたので、やらなかった。

犬は自分の子供と同じように家族の存在だから、できないと思っていた雑用も自然にすることができるようになったのです。

大きなリュックサックに犬と遊ぶボールと、リールを入れて、犬のフンを取る紙、ナイロン袋、小物を入れて行く。

面倒くさい日常の我慢も犬に教えられました。

一〇年間を思い出すと、やる前に無理と決めていたこともずいぶんできるようになったと思いました。

人は愛する家族が増えると、自然に努力して変わっていけるんだなと思いました。

やる前にできないと決めて、自分はしなくていいと逃げる。

人生は前進しなくなる。きっと、若いうちにやるか、中年でやるか、老人になってからやるか、の違いだけでしょう。

生まれてきた以上、みんなどこかで、自分の嫌なことと向かい合っていく必要があるのです。

だったら、若い時から嫌なことをすすんでやる人間になったら、後は、嫌なチケットは使い切っているので、楽しいことしか残っていないのです。

考え方ひとつで人は変われるのだと思います。

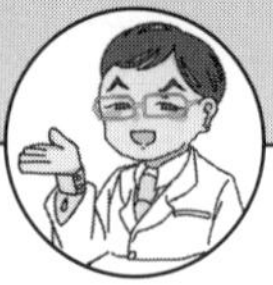

#030

小さな積み重ねを継続する習慣を身につけよう

日常を快適に過ごすのはそれほど難しいことではないのです。簡単にいえば、心がけ次第、考え方次第で人間は幸福にも、不幸にもなれます。まず、小さな積み重ねを継続する習慣を身につけることからスタートしてみましょう。

たとえば、金持ちになりたいのに、貧しさから脱けだせないような人は一日で大金持ちになろうとするからなれないのです。

一〇〇円、二〇〇円程度の小銭を貯める努力から始めることによって、月日が経てば貯めた一〇〇円が金銭として力をもつ単位になるはずです。

小銭を貯めて効果が出るのはずっと先の話であるのに、じっと我慢することを知らないからなのです。

あることを達成するために、十の段階を経なければならないとしたとき、一から三までは、だれでもできる範囲です。

それを四、五、六までもっていくには、自分との闘い、つまり努力と忍耐が必要になります。

自分は一、二、三のレベルにいるのに、ほかの人たちは七、八、九と進んでいるのを見ると、あせりが出てきて、卑屈になり、自分はダメだと決めつけてしまう。

それでは永遠に目標は達成できません。

いまできることから、コツコツと真面目に取り組んでほしいのです。

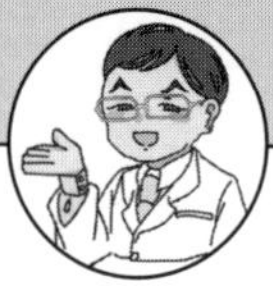

#031

本気でいい男になりたいと願ったら、いい男になっていく

心からいい男になりたいと願う人は、いい男になれます。

その理由は、いい男になりたいと思った時から、表面的なスタイルをどう変えるかと、いい男を参考によく観察し努力をするようになるから。眼はキラキラと輝き、脳は、いい男に近づくために「洋服、ヘアスタイル、靴、カバン、ベルト」の組み立てを考えるようになる。以前よりも機敏な動きをするようになる。

それを見ている周りは、「ヤツは、なかなかやるな」と噂になる。噂を聞きのがさないのが、女性達である。女性はよく働く強い男性を見逃さない。

ブス男だと思っている人が本気でいい男になりたいと願ったら、いい男になる知識をがむしゃらに習得する。それが、男として一番伸びていく。

だが、最初からハンサムに生まれてきた恵まれた人は、悩みもコンプレックスもさほどない。のんびりしている。ある日、三五歳～四五歳の段階で頑張ってきたヤツとのんびりしてきたヤツとの差がつく。

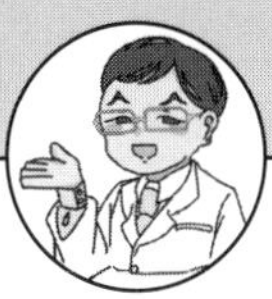

#032

自分で変わろうと努力した時から、自信をつけていく

僕のクラスで、あんなブス男で鼻をたらしていたヤツが、すし屋を何軒も出して大金持ちになっている。見たこともない美人妻をもらって、店先で「はぁ〜い、いらっしゃい」なんて言っている。三〇年ぶりに通りかかって声をかけられた。

あれにはビックリした。同じ人物とは思えない変わりぶりだった。クラスで目立たない彼がいい男になっていた。顔の表情があかぬけして本当にいい男になっていた。

人は、自分で変わろうと努力した時から、男でも女でも自信をつけていく。階段を登るたびに、あかぬけて美男美女になる。

明日の目標を見つけると「人の顔の筋肉が上を向いて上昇する」。

特に、スマイル（笑顔）を多く作ると、口の両サイドの筋肉が、上に引き上げられます。すると、ほほの筋肉も、自然に上がってくる。美男子顔になってきます。その反対にいい女性でも、別れ話が出る、毎日悩む、そのことが続くと、ほほの筋肉と口角両サイドの筋肉がへの字型に変形する。

美人でもブス顔になってしまうのです。

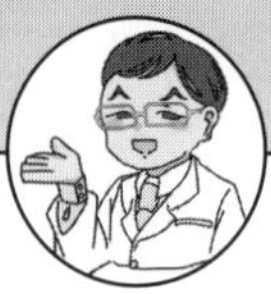

#033

自分のもつ感覚時間を使おう

その人の中で時間は、伸びたり縮んだりしていて、好きなことをしている三時間は二〇分に感じたりします。時間には実際に時計が刻む時間と、自分のもつ感覚時間の二つがどうもあるようです。

しかし人間はどうしても時計が刻む時間にすべてを合わせようとする。そこに無理が生じてストレスが増します。

同じ一時間で今日一日を考えたり、空を見て、太陽光線を浴びながら歩く散歩は、自分のもつ感覚時間で「過去を思い出したり、将来に対しての期待である想像をめぐらしたりする」時間です。

そのように、自分の中にある感覚時計が作動しているかどうかによって将来の夢がふくらんだりするのです。

うつになりやすいタイプの人は、現実の時計に合わせて、起きたり、働いたりしていいます。目的を必ず決めて常に時間に拘束された形で生活をしている。現実に流れる一時間を工夫して、スポーツや読書の中で広い世界をのぞくことができる生活をしましょう。その一時間を一年間続けたら人生を悟ることがあるかもしれません。

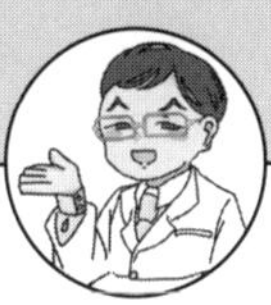

#034

あっという間に過ぎる素晴らしい時間がある

感覚時間というものがあるのだと気づくことが大切です。

小学校の時、初めて叔母《おば》の家に行く。行く時は、この道でよいのか？と緊張している。こんな時間は、人にとって長い時間になってしまうが、叔母と楽しいランチをした。帰りの道は、緊張がほぐれ、あっという間の帰宅になった。

なんだ、こんなに早く帰れるのだ!! また行こうと思う。

初恋をした。公園のベンチで、学校の話をするのが、精一杯だった。もっと一緒にいたいのに、昼が夕方になってきている。

彼女が「バスの時間なので、これで失礼します」と切り出さなければ……、時間が流れたことすら気づかなかった。

その日思った。科学者になれば、時間を止める研究ができるだろうか？本気で思った。もっと一緒にいたい気持ちしかない初恋の美しさ。

人が夢中になる時間をさらに越えると「ゾーン」に入る。空間では時を止めて何事もできる感覚に入る。そのことを「ゾーンに入る」と言う。

※スポーツ選手は「ゾーン」に入ると、負ける気がしなくなると言う。

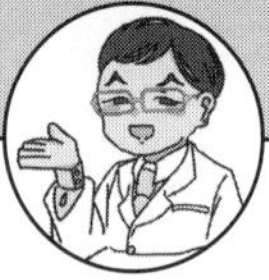

#035

できないと頭で決めつけていることに挑戦してみよう

自分にはできないと頭で決めつけている事柄が誰にもひとつやふたつあると思います。

できないと思っている事柄を書き出してみよう。

仕事が終わって「アフター5」にやってみる勇気を出してみよう。

男の僕が料理をするなんて考えもしなかった。

台所に立ってカレーを作ることになった。最初のカレーは想像していた味からは、かけ離れていた。

何が足りなかったのだろう。仕事が終わって材料を探してみる。自分自身の時間を楽しめるようになった。そうこうしているうちに、野菜カレーと牛乳カレーが少し上手にできるようになった。

カレーには隠し味が重要であるとわかった。カレーを作っている時は、カレーにどっぷりはまっている。何も考えていない自分がそこにいることに気づく。

興味を持つということは、仲間も増えるという良さがある。

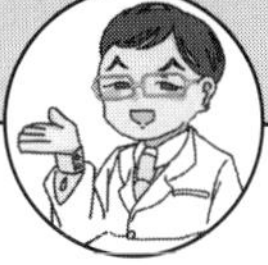

#036

「何事もやってみなければわからない」精神で体当たりしよう

夢中になって玉ねぎを切って目の痛さと戦っていたり、コトコト煮えてくる音が心を休ませてくれたりする。おいしい匂いも伝わってくる。料理をしている間は、名コックになっている自信過剰の自分がいる。

人に何と言われようと、「これでいいのだ！」という時間を持つことが大切。

「何事もやってみなければわからない」という精神を持って体当たりすることによって、隠れている能力が見つけられる。そのことで自分の世界は広がっていく。

やらずして、頭で答えを出す人になると、行動範囲が狭くなる。数年で人の型は決まる。知らないうちに、数年で頑固な人になってしまう。

行動型人間は、失敗体験で、多くを学び、人間的柔軟性を身につける。彼の元には、いろいろなタイプの人間が集まってくる。もてる人間性を身にまとっている。

何事も、「やってみないとわからない精神」には、暖かく人を包む力がある。だからモテるのだ！

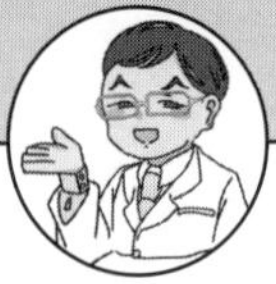

#037

一日一時間の勉強を目指し自信を養おう

電車の中、昼休みの一時間を利用していざという明日に備えて勉強しよう。

例えば、急な会議に外国の方が参加する場面もあるかもしれない。プレゼンテーションで、最も多く使われると思う単語を覚えよう。

常に進むためには、今、何を要求されているのかを考える。

一日に一時間はそのための勉強を続けること。半年、一年が過ぎると以前の自分とは違う自分が育っているのがわかります。

継続することによって記憶する時間が短縮される。勤務している会社の未来図もイメージできるようになるのです。

目に見えない努力は、ある日その人の運命を変えることになると思います。日々の努力に夢を持って挑むことが、重要なうつ病予防につながります。

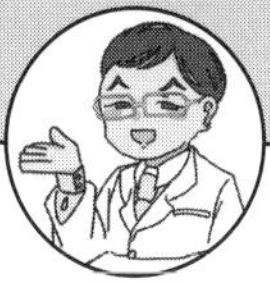

#038

めんどくさい勉強にこそ、運を引き寄せる鍵がかくされている

運の流れを自分の方向へ引き寄せるには、未来を見つめた勉強しかないと思います。日々のめんどくさい、めんどくさい勉強にこそ、運を引き寄せる鍵が隠されている気がしてなりません。

人が持つ能力は、自分が思っている以上の力がある。何も考えない、努力をしない脳は、反応が遅くなる。

それが、顔の表情に出る。「笑うでもなく、怒るでもなく」無表情の「つんつるてん」の顔になっていく。

しかし、わかっても、わからなくても、良いのだ。アルファベットを毎日見る習慣ができると、英語の広告があると、読んでみたくなるところまで進歩する。

産まれた赤ちゃんが、おかあさんの言葉に馴れる。八カ月、一年、そして一年半、「パパ、ママ、マンマ、ワンワン」としゃべっている。大人の人が英語を身につける時は、産まれた赤ちゃんのようになればよい。

三年、四年が過ぎると脳に沢山の単語が記憶されている。「単語が結びつく」と何だ、こんな意味だったのか、と勉強が楽しくなる。

六年もすれば、勉強しなくても、わからない所だけを、つまんで覚えるので、勉強時間が、短縮してくる。

そして、自分の脳に結びつくネットワークが密集してくるので、理解力がさらに速くなるのだ。

勉強時間の積み重ねが新しい自分を作り出していく。その楽しさに気がつきます。

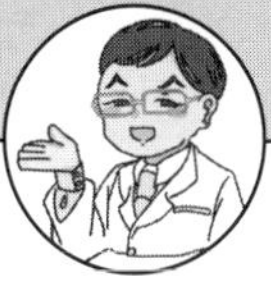

#039

生体リズムを変えることが、体調をスッキリさせるコツ

後で考えるとなんでもない問題でも、心と肉体の両方が疲れてしまうと先が見えなくなり、生体リズムが崩れます。

特に、家と会社を行ったり来たりだけの生活――

8時　起床

9時　仕事に入る

12時～13時　昼食

13時～18時　仕事18時～21時　残業

22時　帰宅、新聞を読む、テレビ、風呂

24時　入眠

毎日、毎日これでは、うつ気分になっても仕方ないといえます。

自分の活動時間を紙に書き出してみましょう。実際に目で見る確認法をとることで、マンネリ化に気づき改善は自分で簡単にできます。

今日も、明日も、あさっても〈みそ汁、コロッケ、ゴハン〉というように同じ食事を食べ続けることを余儀なくされたならどうでしょう。もううんざりと、うつ気分を出してきます。

うつ気分を出してきている人は、そのマンネリ化した日課に、一時間～二時間、何もしないゆったりした時間を作る工夫をしましょう。その後で、空白になっている二時間の中に、スポーツや習い事、趣味を入れるようにして、バランスを考えた生活リズムを作っていくことで、体の機能は正常に働くようになります。

安い料金でストレスを解消してくれる、一五分～二〇分間でも独りで入れる店が流行しています。

会社帰りに、◎独りで楽しめるジム

◎独りで楽しめる立ち飲み

◎独りで楽しめる鍋や焼き肉

一日の終わりに楽しめる二時間を、自分なりに作っていく必要があります。病気になると、経済的に苦しくなる時代ですから、心の病に患らない対策をしましょう。

一日の終わりに、趣味を楽しむ。家の中では全身運動になる窓ふき、玄関の掃除を趣味にする。そうなると花一輪でも飾りたくなる。自分の部屋が、居心地の良い場所になります。

❀幸せを感じる日々に感謝

愛に勝る力は、ないかもしれない。うちの娘、柴犬一五歳。犬の命なんてたかが一〇年少々。怒ったりしない方が良いと僕なりに決めた。

すると、一五歳にもなると、叱られないと知っている。

一日、患者さんと向き合い、くたくたなのに、僕に、早く玄関の鍵《かぎ》を開けろ!! と命令してくる。

ポケットからなかなか鍵が出てこないと、足のカカトの上の皮フと筋肉の部分を前歯でかんでくる。これが痛い。僕の動作が遅いと、足のカカトをかんでくる。

だが、犬を叩くことはできない。

だから、家の中では、女王様だ!

彼女がいてくれるので、僕はできないことが沢山できるようになった。愛する日々は、人生を彩る大きな力がある。幸せを感じる日々は、人生を彩る大きな力がある。

幸せを感じる日々に、感謝!!

僕は、柴犬の彼女に頭が上がらない生活だけれど、幸せだ!!

4章

脳の元気物質を出そう

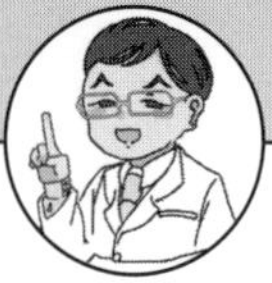

#040

元気を出せる脳内物質をフル活動させる

人が悩む時、脳内のセロトニンは減少し、元気な時には増えていることが証明されています。すなわち、うつ病の時は、セロトニンが減少しているのです。

また、ドーパミンも脳に快楽をあたえる物質です。そしてヤル気を出す物質はノルアドレナリンです。

これらが多い時、私たちは元気であると思ってよいでしょう。

楽しいと思う時、感動が走る時、こんな時に元気物質が作られます。

例えば、心が高揚するような恋をした時です。

例えば、憧れの元となる感動を心に刻んだ時です。

異性間の恋だけでなく、自分の憧れのスターを現場で見たりすることで頑張って自分もそうなりたいと夢を抱く。自分が大ファンのスターの映画、ミュージカルを観た後、顔は輝き「また明日から頑張るぞ」と思う。

自分の気持ちを高揚させるためには、趣味を持ち、自分にもできたと感動する場面を作っていくといいのです。「自分が高揚する趣味を持つ」というのは、元気が出る物質を作ることにつながっていくのです。

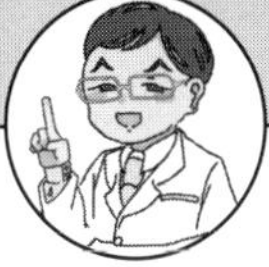

#041

心の余裕が大脳への栄養剤

いつも心に余裕のある生活ができれば精神が安定します。これこそ大脳への栄養剤であるといってもよいでしょう。

精神が豊かな時、大脳はのびのび働いてくれています。精神に葛藤がある時は、大脳は萎縮して怒りの感情にのみ反応します。もちろん大脳それ自体の大きさは変わりませんが、精神のありようによって、大脳は能力を引きだしたり、押し殺してしまったりします。

精神の余裕は、才能と能力を発揮させるための最大のポイントであり、心に葛藤が少ない時はセロトニンの量が増えています。

心の余裕は、自分が確かに信じられるものを持っている自信の源になっています。どんなことでもいい、自分が打ちこめるものを何か持っていれば、心の余裕につながります。

カウンセリングのプロセスで、患者さんが興味をしめす音楽、絵画、アニメ、書籍、映画、演劇などに会話がはずんだあとは、病状がメキメキと良くなっていくのがわかります。そうなると、それまでできなかったことまで、できるようになります。

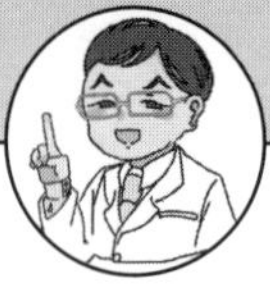

#042

心に余裕を持たせる7つのポイント

心に余裕を持たせるには、どうすれば良いのでしょう?

1. 自分自身に自信をつける。
2. 他人を許す気持ちを持つと、争いが少なくなり、多くのイライラ、ストレスが消えて、心が豊かになる。
3. 多くのストレスは、持たなくても良いプライドを前に出すことで、問題が起こりやすくなる。
4. 上手な、あやまり方を身につけることが、上手な生き方になる。他人を許す気持ちが存在すると、柔軟な気持ちになれる。
5. 常に安定した気持ちを持ちたい人は、上手な挨拶をすること。
6. 興味津々で他人のプライバシーを聞きたがらないようにすることが大切。知らず知らず、自分が他人を傷つけているかもしれないと思うことが必要です。
7. 他人に助けられて、初めて自分が行っている仕事が形となります。独りでは、才能は生かせないのです。

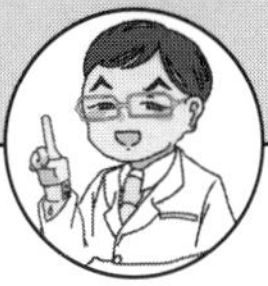

#043

好きなことをすると ヤル気の脳が刺激される

人は得意技ができたりすると、自信とつながり満足感が得られます。そんな時、最もアドレナリンが作られやすくなります。まず好きなことから始めると、上達が早く楽しくなると思いませんか？

好奇心の強い人ほど、いろいろなことにチャレンジします。趣味も得意技も持つ数が圧倒的に多いようです。それは、ノルアドレナリンがどんどん体を循環している日々ですから、仕事にも、遊びにも、スポーツにもヤル気満々になるからです。

人間は生きている以上何らかの得意技があります。それを学習して出すか、素のままで出すかですが、理屈を言っている人は、そのどちらもやりたくないから、ヤル気の元であるノルアドレナリンが作られない生活をします。だから、ヤル気がなくなったり、うつ気分を出してしまうのです。

そういう人は、うつ気分と当分の間つきあって、自分でうんざりして、考え方も変わり、何とかしようと思うようになることを祈るしかありません。

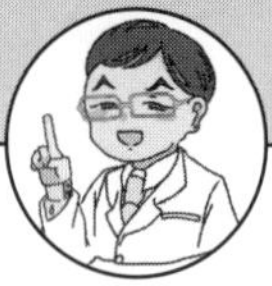

#044

どんな困難な月日の中でも努力を続ければ光がさしてくる

うつの早期撃退の鍵を全部含めて言えることは、自らそれと向かい合う姿勢がなくては、抜けだせないということなのです。

スポーツ選手が怪我をして、チームから離れて独りで一年、一年半、リハビリに挑《いど》む。

その一年、一年半は!!

●復帰できるのだろうか?

●復帰した後、今より優秀な選手に（自分が）育っているかもしれない。

孤独な時間に、精神が鍛えられて、以前よりも強くなって帰ってくる。人は、大きな未来の壁に向き合う。その時に、未来へ向かうために勉強をする人は、新たな武器を身につけて帰ってくる。

どんな困難な月日の中でも、努力を続ければ、光がさしてくる。若さだけ、才能だけに頼りすぎると、挫折した時、立ち上がれないかも。常に頼れるのは自分自身だと言い聞かせて、自分を大切にして欲しい。様々な体験が、やがて時を越え、脳に良い影響を及ぼしてくる。これこそが最高の脳への栄養となる「自信」である。

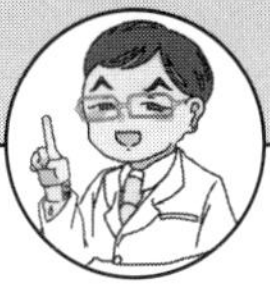

#045

人間の能力に見合ったストレスは良いストレス

ストレスがまったく無いことも良いとは言えないと思います。適度なストレスが登場すると、不愉快な気分をなんとかして取り除くための知恵が生まれます。そして人間は成長していくのです。

こうしてみると人間の能力に見合ったストレスは良いストレスですね。人間は何かないと、同じレベルにとどまってしまうのでしょう。そして進歩しない状況になると、「これで良いのだろうか?」と不安が生じる動物です。

同時に、問題が重なりあって生じても、順番に対処できる能力を持った人もいます。良いストレスと悪いストレスの見分け方が大変難しいのは、個人、個人が持つ能力および体力がそれぞれ異なっているということなのです。

割り切ることができるタイプの人と、ねちねちと執着するタイプの人との違いが大きく影響しているのです。こうした感情を身体に感じることで、食欲不振や不眠を招きます。

ねちねち執念深く物事を考えることを長時間していますと、脳に重圧が加わるため、ホルモン分泌が乱れることになります。そのために体が不調をきたすことになり、うつ病を発生させるのです。

従って、ストレスの良い悪いは、ストレスの量ではなく、その時間が長期か短期かによって決定されると思ってよいでしょう。

良いストレスは、自分が努力すれば、乗り切れる辛さ。

悪いストレスは、対人関係で起こるイライラです。

「人と人との争い」「人が人にするイジメ」それによって起こるストレスは、体調不良につながる。そのあげく仕事を失なうこともあります。

一度、対人関係で転職に踏み切っても、新しい職場で、人間不信を出してしまう傾向がある。人と話したがらない、孤立して悩む。うつ病に進行する危険がある。

生きていく上では、他人に助けられて、自分の仕事ができています。人が嫌がる仕事であっても「ハイ！」と元気良く行うと、誰かが声をかけ、友達ができます。人に優しくなる心を持つことが第一です。

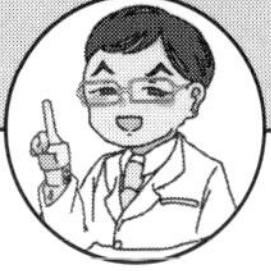

#046

視覚、聴覚、嗅覚を喜ばせれば心はリラックスする

自分が好きなことをする時間を一～二時間持ちましょう。好きなことに没頭している時は、悩みなどを寄せつけるスペースはありません。このように夢中になって何かをしている時は、脳はストレスを感じていないのです。

注意して欲しいのは、いくら好きだからといって、二時間以上続けると、逆に集中している緊張感で、ストレスを作ってしまいます。そこの所を誤解しないでください。

人間が持っている五感の中で、視覚、聴覚、嗅覚の三つは、心をリラックスさせる機能器官です。それを上手に使って心を休めるケアは、ストレスに早く効きます。

●視覚――美しい風景、美しい花を見ると、大脳に良い刺激を与えられ気持ちが良くなり、気分の切り変え効果が期待できます。

●聴覚――好きな音楽を聴くことによって脳の緊張感がほぐれます。張りつめている肉体的コリも同時にゆるむ作用があります。時間にして一五分〜三〇分で気持ちが軽くなります。

●嗅覚《きゅうかく》――お香、ポプリなどが良いでしょう。八〇度のお湯を大きめのコップに入れます。そこに好きな香りの液体（ポプリ）を一滴たらします。鼻をコップに近づけ、香りを吸いこみます。これも約一五分程度で効果が出てきます。

効果は個人差があります。自分に適している方法を使いましょう。

●入浴の時に、いい香りを浴槽に入れ、風呂のドアに音楽を聴けるテープを吊り下げ、一五分〜二〇分風呂につかる。

これはつかっている間に聴覚、嗅覚、触覚の三つの機能が緊張をほぐす効果になります。

#047

視覚がとらえるスマートフォンの画面は脳疲労を起こす

現代は、スマートフォン時代。視覚がとらえる画面が、直接脳を刺激して、一日二時間以上の使用は、誰でも脳疲労をしてしまいます。

寝つきの悪さから始まり、脳疲労した脳は、自律神経を乱し始めます。

「体調不良、目のかすみ、手足の腫み」から始まります。

痛みを伴なわない初期症状であり、放置状態となると「頭痛、めまい、吐気」に進行します。立って歩けない、ハイハイしてトイレに行くなど、不便な生活になる。


視覚は、長時間、同じ所を見ると危険です。脳が疲労すると、「視覚、聴覚、嗅覚」のケアーぐらいではとり除くことができません。

新しい時代に入った治療として、専門医（心療内科）で、テクノストレス症候群を扱うクリニックで治療して欲しいのです。

退職することになると、生活苦に陥いる可能性が高い。治療が長くなると考えて下さい。

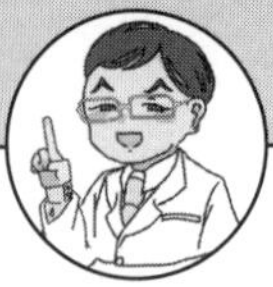

#048

太陽光線は薬では作り出せないすごい力がある

朝日の太陽光線は、朝日でないと浴びることができない効能があります。すがすがしさは脳内分泌ホルモンであるセロトニンを作り出します。うつ病予防に朝の散歩は欠かせません。会社へ行く前に、二〇～三〇分早く起きる。そして散歩を楽しむ余裕が、一日の余裕を作り出します。

さらに、散歩中に今日こなしたい目標を頭の中で整理することによって、会社へ行ってすぐに仕事にとりかかれる。仕事がはかどるのです。

病気にかかる人の多くは、心の悩みをかかえているために、深酒に走る傾向にあり、ひどい人になるとアルコール依存症になってしまう。そうなる前に生活改善をしてほしくて朝の散歩をすすめています。

規則正しく注意を守ることで、体調も良くなると同時に、仕事が以前よりも楽しくできるようになったという人が増加しています。

薬では作り出せない太陽光線の力は、すごいものがあり、人の体調を良くしますし、希望を持てるようになってくるのです。

日焼けしたくない人なら、手の平に太陽光線を五～六分浴びさせる。そうすると、その日の睡眠がよくとれるようになります。

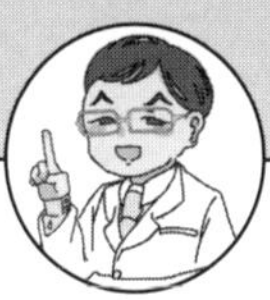

#049

「何かいいことがありそうな気分になる」このことがすごくすごく大切

あえて、努力をしなくても、たまには早く起きれる日もある。そんな時、散歩をしてみませんか？

そんな日は予定は何もないが、何かいいことが待っている気がする。「何かいいことがありそうな気分になる」このことが人にとって、すごくすごくすごく大切です。

逆立ちしても走っても出てこない「何かいいことありそうな予感」がする。この気分になる時、脳からセロトニンが出ているのです。

人の体を守るセロトニンは細胞に行きわたり、疲れた細胞を修復する。体は軽くなった感じになる。病気にかかりにくい体を作ってくれます。「何かいいことがありそうな予感が走る」ことは、朝、早起きした人だけに、味わえるごほうびとなるのです。

こんな日は、自然に一日の目標が決まることが多い。アドレナリンやセロトニンの働きによって脳の活動が活発になっているせいで、思いがけないひらめきが浮かんだりするからです。それは予知能力が備わる前ぶれだったりします。

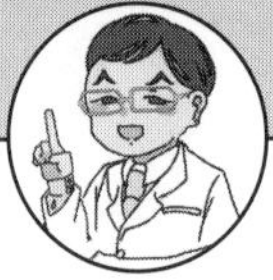

#050

物理的、科学的に証明できないことをやってのけるのが命の素晴らしいところ

昔の人は、太陽が昇ると手を合わせ、「今日も一日いい日でありますように」と拝んだ気持ちが、心からわかります。

何か良いことがありそうな予感。それこそが遺伝子の働きが関係しているのかも知れないと思います。

人生が良い節目に向かう時に起こること、それはきっと、祖父母やその先の祖先が背中を押してくれているのだと信じています。

実際に長期入院していた患者さんが、突然、来週に退院だと告げられました。

長びいている問題が、突然解決に向かったりするのです。不思議な現象が、自分の体の中で起こります。

人生は、捨てたものではないのです。物理的、科学的に証明できないことをやってのけるのが、命の素晴らしいところです。

自分自身と向き合って努力している人に起こる現象なのです。

5章

元気な一日の過ごし方

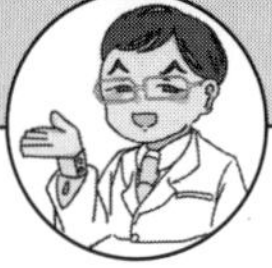

#051

朝日を浴びるようにしよう

五感の中でも視覚は気分を変えるには特に大切です。

私がおすすめするのは朝日を浴びる、ということです。

秋から冬にかけて　六時半～八時半頃を目標にしましょう。

冬から春にかけて　七時～八時半頃を目標にしましょう。

春から夏にかけて　五時半～八時頃を目標にしましょう。

朝でもやっと夜が明け、朝日が昇ろうとする時間は、透明感のある光により、気分が軽くなります。視覚が透明度の強い光を大脳に送ることによって、脳が良い刺激を受けます。

そこで、脳から分泌されるホルモンが、高揚する気分を作り出してくれるのです。そのおかげで、すがすがしい気分になれます。

しかし、残念なことに、うつ症状を出している人たちは、不眠のせいもあり、うつに効く太陽光線が降りそそぐ朝は起きられないことが多いのです。朝起きられない人は体内時計がずれていく時差ぼけの症状が出てしまい、うつ病が重症化してしまうこともあります。

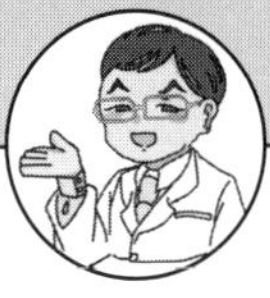

#052

太陽光線には現代科学では作り出せない薬が含まれている

精神面のうつ病だけでなく、太陽光線は20分間の散歩で光に当たることで「くる病」予防になります。ビタミンDと太陽光線は大きくかかわりがあるのです。

太陽光線を20分〜30分浴びると、睡眠の質が改善していきます。

また、太陽光線はアトピー性皮膚炎を治す効果があるのです。

子供が夏休みになる。海水浴に行く。

●5分海水に入る、太陽に5分浴びる

●7分海水に入る、太陽に7分浴びる

●10分海水に入る、太陽に10分浴びる

初日

●7分海水に入る、太陽に7分浴びる

●15分海水に入る、太陽に15分浴びる

2日目

●10分海水に入る、太陽に10分浴びる

●15分海水に入る、太陽に15分浴びる

3日目

太陽光線の紫外線と海水の塩分濃度の組み合わせが薬としてできない力がある。約一週間、前ページの時間を守り、海水浴をする。

子供のアトピーは治まっていく。

長時間初日から行うと、ヒフがヤケドする。初日は少しから始めることを守って欲しい。

アトピーのところに海水がしみる。子供は泣くが、なだめて二度目にチャレンジして下さい。

海水から上がって、水で体を洗うが、石けんは使用しないで下さい。

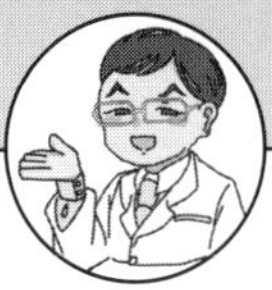

#053

体の中の生物時計を狂わせない生活をすると元気でいられる

早寝早起きがなぜ体に良いか？

太陽が昇ってから沈むまでの時間が生物にとって最も大切な時間です。例えば、植物を昼から夕方、太陽を浴びる所に置くと、花の咲く数が少なくなる。時には咲かないこともある。朝から昼すぎまで太陽があたる所に置くと花の咲く数が多くなる。

人間も体の中に生物時計があるので、その生物時計を狂わせない生活をすると、元気に生きられるようになっています。

早寝早起きを続けることによって、真夜中の食事をしなくなる。肥満対策になります。

早起きして早い食事を楽しみにすることで、朝からセロトニンやアドレナリンが出て、頭の回転が速くなる。

午前中にほとんどの仕事も勉強も片づけることになる。

ストレスが少ない一日になります。

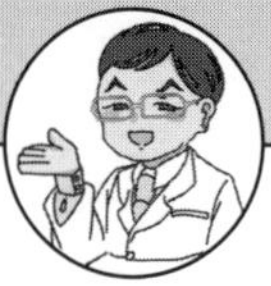

#054

いつもより30分早く起きることで自分の知らない能力を見つけられる

昨日よりも三〇分早く起きた。ただ起きた。さて何をすればいいのか。散らかったテーブルの上の空カン、紙くずを拾って捨てよう。ゴミかゴミでないか考えて拾い集めた。目が覚めた。頭がしゃっきりしてきた。今日の一番大切なことはなんだろう。予定表をにらめっこする。自然に今日の骨組みが浮かび上がってくる。

三〇分早く起きただけなのに、仕事場につく前には今日することがしっかりできていた。

三〇分早く起きるだけで、一日が整理整頓されて昼間に余裕ができる。

三〇分早く起きることで、雑用をすることができ、仕事が終わった後のんびりできる。

仕事の後で、ほっとする時間があるかないかで、一日のストレス度がかなり違う。

- ●趣味の時間をはじき出せるようになった。
- ●友達を尋ねる時間がはじき出せた。

●犬と河岸を力一杯走る余裕ができた。
●今までできなかった、のんびりほっとする時間が週に三日は作れるようになった。
●睡眠が深くなった。朝すっきり起きられることに気がついた。

三〇分早く起きて、自分に何ができるのか?
自分自身と向かい合うことで、自分自身の知らない能力を見つけることができる。
「自分も捨てたものではないな」と自信が持てるようになる。
「新しい自分」が見えた時、ほのかな夢が広がっていきます。

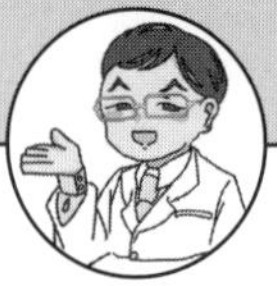

#055

口から入れる食料は、将来につながる活動燃料

うつ病、心身症をひきおこしやすいタイプの人は、特に食生活に注意をしなければなりません。

(1) 疲れた体を癒すための食事……小魚（いわし、しらす）、豆腐、海藻（ワカメ、ヒジキ）、根菜類《こんさいるい》（ニンジン、レンコン、大根）、フルーツ（ブドウ、グレープフルーツ、リンゴ）

(2) 健康な体を作るための食事……海藻、牛乳、小魚、色の濃い野菜、ネギ、鶏肉、魚の卵（タラコ、イクラ）、根菜類、フルーツ（バナナ、イチゴ、リンゴ）

毎日同じ食材を食べるよりも、いろいろなものを食べようと考えることによって、不足しやすい栄養がバランスよく取れます。

体の疲れが回復すると、気分はすがすがしくなります。

うつの原因の一つには、食生活の乱れがあげられます。

口から入れる食材は、将来につながる活動燃料なので、重要なのです。

また食べないと便秘になりやすくなります。

そこで不快感を出してきます。

そのような時は、消化に良いものと合わせて、繊維質のものを食べるようにすることで便秘が解消されます。繊維質は食品からでないと取れません。

食べるということは、自分の明日を支える源です。こうした考え方を常にもちましょう。

それだけでも今よりは少しでも良い生活ができるようになります。

免疫力を高めると、風邪をひきにくい体作りができます。きのこ類は免疫力を高めます。

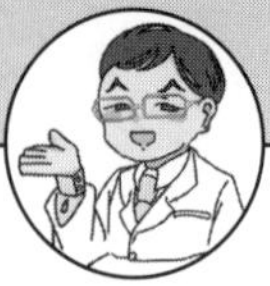

#056

朝食に「赤、青、黄、白、黒、緑」で一日を爽やかにしよう

青＝めざし、白＝とうふ・御飯　黄・赤・緑＝ピーマン・ブロッコリー　黒＝ゴマ

日本の朝食には一日を頑張れる工夫がされていて、本当に良くできています。山のもの、畑のもの、海のものが組み合わされているのです。血液と血管を守るようになっていますし、骨を丈夫にします。肌に良く、便秘もしないようになっています。

日本に伝わる朝食を見直しましょう。日本の朝食は全部のバランスがとれているのです。

体が健康であるとヤル気が出る。心が軽くいられる。体を揺さぶる交感神経と副交感神経の働きが崩れてしまうと、多くの病気を引きおこします。バランスの良い食事はこの自律神経（交感神経と副交感神経）に関係しているのです。

みんなの夢を叶える元となる朝食を大切にしましょう。

生物として、リズムを正しく刻む時計の役割をします。

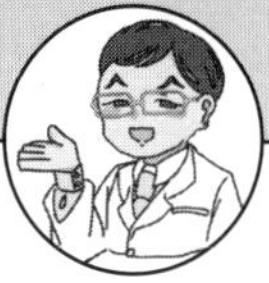

#057

食は薬！免疫力を高める

毎日の食材に興味を持ち、病気にかかりにくい体作りをすることが、第一歩ではないでしょうか。

食材の免疫力は実に大切です。口から入る食材はすぐ体に変化を起こします。生命力の強いムギ科の食材を日々食べると、日々元気になる。それは体に良い変化が起こっているからです。麦ごはんは良い。パンはバターが練り込まれていて良くない。

元気の秘訣は、食卓にあります。できるだけ赤、黄、緑、白色の野菜選びをします。赤ニンジン、赤ピーマン、黄ピーマン、サラダ菜、大根などを混ぜるようにして、食卓を色どりで飾りながら食事を楽しみましょう。

安いきのこを買って「ナメタケ」を作る。醤油とミリンをダシ汁に入れて二分煮る。ごはんのお供にできるきのこは免疫力を高める食材です。

食事で大切なのは、素材を理解して食べることであり、それができればバランスのいい食事の工夫ができるし、心と体の元気につながると思います。

❀心と体の病の始まり

朝起きて、「朝食は何だろう」と思う、たったそれだけの楽しみを失った現代社会が、多くの病気を作り出してしまっているのです。

朝食は、ヨーグルト、パン、バナナなどを自動的に食べているだけで、「今朝のおかずは何だろうなあ～」と心待ちにして食卓に座る人は、本当に少ないと思います。

それが心の病、肉体の病、すべての病の始まりだといっても過言ではありません。人間は、朝起きた時、生物時計がスタートします。だから、朝食を楽しく食べることで、生物時計がリセットされるのです。

正しくリセットされないままに身体と心を動かすと、生物時計が狂って太った身体を作ってしまいます。朝食をゆっくり噛んで味わう時、一日の目的が脳で整理されます。それによって、一日を有意義に過ごすプログラムが作られます。

一日二四時間、「八時間、八時間、八時間」の中で、朝からの八時間が最も大切な時間であることをわかって暮らしましょう。そのためには、朝食をゆっくり噛んで脳に刺激を与えます。余裕ある朝食ができるように一時間早く眠り、一時間早く起きる。こうした時間の使い方の改善が大切です。

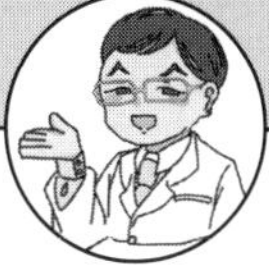

#058

体を動かせば心が明るい方向に引っぱられる

速歩きを一五分～二〇分ぐらいしましょう。

脳に酸素が運ばれるのが早まります。運動は汗をかいた後がさわやか気分になります。軽うつには、かなり良い効果をもたらします。

毎日少しずつ、自分で手首の脈拍を数えるのも面白いものです。脈拍数が１００～１２０／分までが運動としていい汗になります。

過激な運動は、継続しにくいので、最初は適切ではありません。

歩くことによって自然に移り変わる季節感と共に、「ここにこんな建物ができたんだ。こんな花が咲いていたんだ」という大発見があったりします。

なんでもないことに思える散歩が、新しい感覚を拾うことで、心に新しい風を流れこませる。

運動を始めたことによって、朝、夕、同じ人と顔を合わせる。そのうちに挨拶を交わす自分へと変化できるでしょう。

うつになってしまった心には、明るい方向へ引っぱっていくイメージで運動をすると、より効果が出ます。

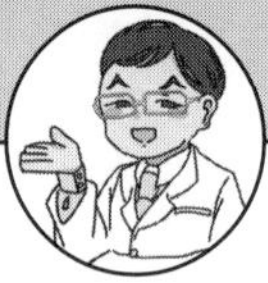

#059

こんなことができたんだ、との認識が自信につながり、さらに元気になる

うつ気分解消で始めた運動によって自分の能力を見つけ出す人も少なくありません。

自分はこんなことができたんだ、との認識が自信につながって、さらに元気になっていった人も多いようです。

運動はホルモン分泌をうながしますから、体を動かしましょう。

動かしてみると結構楽しいとわかります。

運動した後は水一杯でもおいしいと感じる。食事ならもっとおいしいと感じる。

感じるという感覚が、元気へと向かっていく入り口なのです。

カルシウムは、体に汗を少しかいた後が最も吸収が良いのです。

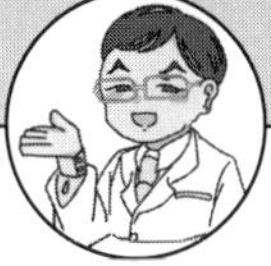

#060

熟睡度を深くすると疲れた細胞が回復する

何をさておいても、熟睡度を深くしたいものです。

熟睡度を深くすることで成長ホルモン分泌が盛んになります。眠っている間に成長ホルモンとセロトニンが、血液によって疲れた細胞に行きわたり回復できるのです。

「夕べはよく眠れた。今日は気分がいい」と思える朝は熟睡度が高かったわけで、そのため細胞が回復して体がスッキリした感じがするのです。

その反対に、残業や試験勉強で体がひどく疲れていて熟睡できず夢をずっと見ていた気分がする朝は、けだるく感じます。

「今日もまた会社か。行くのが嫌だなあ」と思う。うつ気分を朝から出してしまうのは、睡眠と精神は深い関係があるからだと言えるでしょう。

うつの人は寝つきが悪いので、だらだら真夜中までＴＶを見たりゲームをしたりして、眠くなるのを待つ傾向にあり、次の朝、早く起きれない生活リズムを作っています。

昼起きる。そして起きてもあてがなく、だらだらＴＶを見ていたりする。うつになる状況を自ら作り出しているのです。

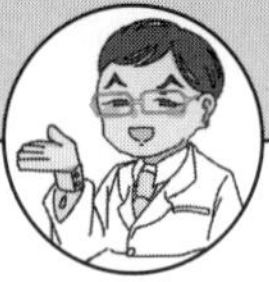

#061

睡眠前までスマホで脳を興奮させない

熟睡によって分泌される成長ホルモンとセロトニンは、研究結果によると夜中の0時頃から夜中二時頃に作られやすくなる。

体に良いリズムをつけるには、昼間、夕方、寝る前まで、スマートフォンにかじりつくことをしない。

睡眠前まで脳を興奮させてしまうと、いざ眠りたくても、絶対に眠れません。そこで冷蔵庫に行き、ビールなどをTVの前に持ってくる。一時的に眠れそうになるが、ビールを飲んだ体は、真夜中に起きて、トイレに行く始末となる。

ベッドに戻ると目がさめてしまうのです。

スマートフォンを見る時間を極端に減らすことで、午後一一時頃には睡眠に入るリズムになっていきます。

また睡眠に入りたい二時間前からは悩み事をしないことが大切。「対人関係」を気にしたりすると、脳を興奮状態にさせてしまい眠れなくなってしまうのです。

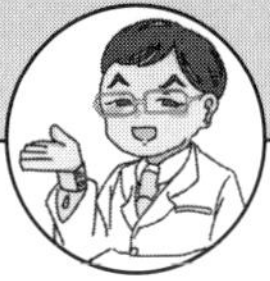

#062

汗をかく運動が脳の緊張をほぐして熟睡度を高める

熟睡するためには、脳の緊張をときほぐさなくてはなりません。

一番良いのは、汗をかく運動で、夢中になれることが、脳をリラックスさせます。サウナなどで強引に汗をかいても、脳はリラックスしていないで体だけは疲労度を高めるのです。

自分にとって上手にできないスポーツを選択するのも良いようです。それは、上手にできないから、腹が立つ、頭にくる。そこで夢中になって頑張れる。上手にできないイラ立ちが、うれしさに変化し、自信をもってくるのです。

明日はもっと頑張るぞ、と思う気持ちになれる。希望が見えてくる時は心も明るいし、体も疲れているので、その夜は熟睡が高まる。一度熟睡を体験してスガスガしい朝を味わうと、面倒なスポーツもおっくうではなくなります。

ボクシングジムで、サンドバックをたたくことも、テニスコートでボールを打つことも全身運動と集中を兼ねるので無心になれます。

熟睡度を高めるには全身運動と集中力で心地良い疲労をすることです。

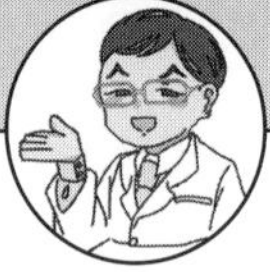

#063

人から誉めてもらえることが脳の緊張をほぐす

- カラオケで大声で歌う
- 運動会で大声で応援する
- 踊りと歌を同時に行う

このようなことは、感情を大声で発散させると共に、一カ所をみて夢中になっている。そして体全身を使っているので、スポーツと同様に熱睡できる作業です。

また、別の方法として、できる人は、親の手伝いをすると良い。買物や日頃親が手の届かない所の掃除をしてあげるなど、親に喜んでもらえたら嬉しくなる。誉めてもらえることで脳の緊張をほぐすのが良い。

汗を軽くかくのは、運動だけではない。困っている人の荷物運びをしてあげたり、その日に合わせたお手伝いや、自分の部屋の掃除したりすることでできる。手先を動かす掃除は、脳を良い方向へと刺激することになり、発想力が生まれやすくなる。

明日、明後日を考えて行動する人になろう。先が読めるようになる脳トレーニングだと思って行動すると実は、自分を日々賢くしていたりする。

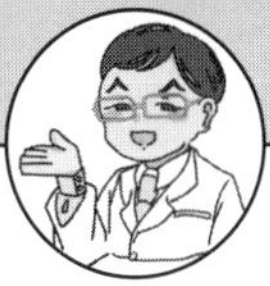

#064

お酒も食事も眠る前は避けよう

睡眠が深くなるからと、お酒を飲んで眠る人も少なくないでしょう。多量にお酒を飲むと、確かに体は眠った状態にはなっていますが、内臓は、お酒の処理をしなくてはなりません。内臓はまだ働いているんだ、と脳に働きかけるから、脳はおいそれとは休めません。

眠る前の食事も同じことが言えます。ですから、眠ってはいますが、日中の疲れた細胞を修復させるまで手が回らない状態で眠っているので、朝起きた時に、違和感が出てしまうのです。

眠る前に飲むお酒の量は、内臓に負担にならない程度を自分で決めましょう。人それぞれ違うので、これくらいが適量とは言えませんが、飲まないで眠れるのが一番です。

お酒を飲んだり食事をした後、すぐ眠る癖を体につけると、内臓は眠っている間も消化のため働いているので、体を早く老化させてしまいます。また病気を早く発生させたりもします。

ですから、お酒も、食事も眠る前は避けましょう。消化には三時間を最低でもみるようにしましょう。

#065

寝返りが自由にできる状態を作ると安眠できる

早く寝るつもりでベッドに入るが、心配や悩みがあると頭の中ではびこってしまってなかなか睡眠に入れないものです。

そんな時は、ぬるめの湯に少々長く入り、緊張をほぐすと良い。反対に熱い湯は刺激作用で目がさめてしまいます。

ぬるめの湯から出た後で、あったかいミルクなどを飲んでからベッドに入り、過去に楽しかったことを想い出しましょう。楽しい想像をするように心がけましょう。脳の緊張がほぐれることで眠くなります。そして、熟睡度が深くなります。

うつ気分を出しやすい人は、ベッドを使わないで少なくとも、うつ気分が治るまではふとんにしましょう。寝返りが自由にできる状態が作れます。これで、安眠できるようになり、朝が爽やかになります。

人間の感覚意識は強く眠っている時に、ベッドから落ちそうになったり、ゆれたりすると夢を見たり睡眠が急に浅くなったりします。成長ホルモンとセロトニンの分泌が悪くなり、疲れた体の細胞が十分回復しなくなるのです。朝起きた時、むくみ、だるさが残っています。

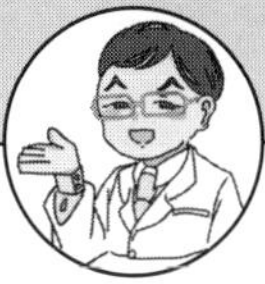

#066

後頭部と首を支える安定した枕がいい

自分の好きな花の香りがするコロンを少し枕にかけて、嗅覚から脳に伝わり、体の緊張がほぐれる状況を作ると安眠できます。

また体をしめつけないパジャマで汗を吸いとる素材にすること、そして部屋の温度が急変しないようにしましょう。

深い睡眠ができるには、後頭部と首を支える安定した枕があると良い。高さは12センチ～15センチ以内。頭から首を通って心臓に向かう血液が、円滑に流れるようにしてあげる工夫も欠かせません。

人は三日間眠れないことで、うつ病を発生してくる。睡眠は、人にとって栄養吸収と同じに重要です。

ゆったりとした休息をとるために、工夫をして上手な睡眠を導くことによって昨日悩んでいたことがめざめと共にふっ切れたりします。

うつ気分は、睡眠の深さでかなり状況が良くなることが望めるのです。

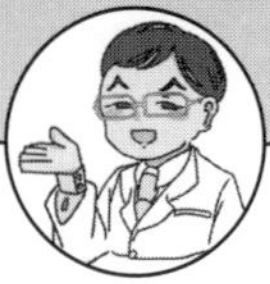

#067

寝る前は楽しいことを考えよう

深い眠りは明日を爽やかにする。狭い部屋でも、目を閉じていれば「王様、女王様」、ふかふかのベッドにふかふかの枕だと想像します。

自分がくり広げたい人生の夢を毎晩描き続けることで、深い睡眠に入っていけるようになる。朝起きてびっくり、体が軽くなって、肌もつやつや。本当に「王様、女王様」になっていけそうになります。

人は一日辛いことがあると、腹を立てて脳をイライラさせてしまう。悔しい気持ちがこみ上げ、寝そびれてしまう。早起きしたら頭は痛い、顔はむくんでいます。

それは、睡眠中に体を治す成長ホルモンやセロトニン、エンドルフィンが出されていないために、昨日の疲労がそのまま残っている。それで朝、体が重く感じられるのです。

午後一一時頃までに就寝することが大切なポイント。

寝る前に深い睡眠がとれるように、楽しいことを考えて脳をリラックスさせましょう。

毎日願う夢は叶いやすくなります。

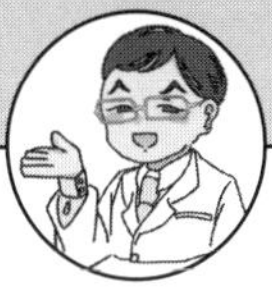

#068

今日も生きていられたことに感謝しよう

毎日、「今日も生きていられた」と感謝の気持ちを言葉に出す。

自分は病気もしないで、生きていられる。それだけで、果てしない未来の夢が見られる。

今日、嫌なことがあった。それくらいどうってことはない。

感謝の気持ちを持つことは一日のストレスを消し去る力になります。

寝る前に将来の夢を描く努力が「心が体を引っぱっていき、夢に近づく一歩」になります。


幸せになる未来の夢を想像しよう。

想像して、もし夢が叶わなかったらなんて思うつまらない気持ちが心がへりくつになり、睡眠を妨害します。

心から望むことは、時を越えて叶うのです。

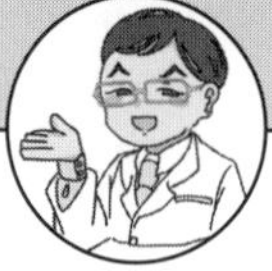

#069

睡眠前に瞑想で体の力を抜こう

私のおすすめは精神を安定させる工夫として、瞑想を睡眠前に行うことです。

●目を閉じる
●体を円を描くイメージで丸くする
●何も考えない努力をする
●体の力を抜く

これが、瞑想スタイルです。

「何も考えないで」と言われても、何も考えない状態がすぐ作れない。それが瞑想の難しさです。

しかし、試しにやってみて下さい。目を閉じ、体を丸くして、坐禅をすることで、体が軽く浮く感じに入る。だんだんと体の力が抜けている状態なのです。一〇分ぐらい試して眠ると深い睡眠に入れます。

眠る場所に森林の香り（ポプリ）などは良いリラックス方法になります。自分に効果のある香りを知り、置いてみましょう。

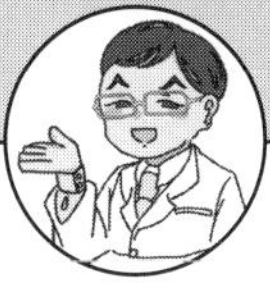

#070

こうすれば幸せ気分で眠りに落ちる

熟睡度を高めるにあたっては、次のようなことを心がけてください。

(1) 眠る前に精神を興奮させないこと、怒ったり、悩んだりしない。

(2) 過食をしない。消化が良くなるように、肉を食べたら、野菜をそれ以上食べるというようにバランスを取る。そして眠る前の三時間は胃の中に食べものを入れないよう心がけること。

(3) 寝る前のスポーツは血圧が安定しません。その間の過激な練習は、体をほてらせてしまうので睡眠のさまたげになります。

(4) 寝るすぐ前の熱い風呂は頭がさえてしまいます。寝る前は少しぬるめと思われる湯に長めに入ることで、体の緊張と頭の緊張がとれ、睡眠を導きます。

(5) 自分が幸せになるイメージを作りましょう。頭の緊張がほぐれるよう、そしてイメージを作りやすくするために、軽い音楽がおすすめです。また、幸せ気分になる優しい本を読むことも効果があります。開放された神経はゆるみ、眠りを伴ってきます。

6章

これをやめれば、あなたは変われる

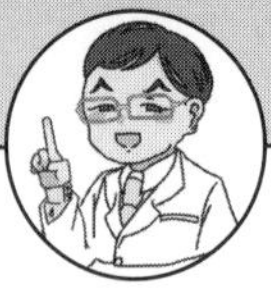

#071

「パナシ」は病気と事故につながっている！

「パナシ」とは、皆様に理解していただけるよう私が名づけました。
パナシの意味とは、いずれ病気を引き起こすであろう数多くの悪習のことです。

●ダラダラしっパナシ……信用を失い仕事がなくなる。生活難になり心の病をひき起こす。

●スマホしっパナシ、メールしっパナシ……テクノストレス症候群が待ち受けている。動悸、嘔吐、抑うつ気分、不眠になる。

●食べっパナシ……過食症から糖尿病、動脈硬化をひき起こす。

●脱ぎっパナシ……部屋の中が汚なくなり、うつ病になる。

●先延ばしっパナシ……人生の軌道を狂わせてしまう。楽なほうに流されるので、身だしなみなどどうでもよくなる。

●働きっパナシ……過剰労働により、仕事ができなくなってしまう。最悪の場合は心臓停止に陥いる。

●諦めっパナシ……脳も体も動かなくなってしまう。若年性認《じゃくねんせいにん》知症《ちしょう》になりやすい。また、うつ病にもなりやすい。

●怒りっパナシ……………子どもが親の顔色を常に見るようになる。心の怯《おび》えから能力を出せなくなる。親の重圧を外に向かわせて、他人に暴力をふるう。または閉じこもりになる。

●散らかしっパナシ………家に帰っても落ちつかない。外で浪費してしまう。カードローンを使いすぎて、悩み、心身症になる。

●親を頼りっパナシ………親が病気で頼れなくなった時、どうしようと思い悩み、心身症やうつ病になってしまう。

❀だらしなかった僕を変えた小犬との出会い

僕は、食べっパナシ、脱ぎっパナシ、散らかしっパナシだった。大学病院への通勤がやっとで、身の回りのことをする時間がなかった。

だから、ろくなことがない日々だった。苦労続きの長い月日が流れ、開業医となった。

そんなある日、雨が降っている草むらから、「ヒイ〜、ヒイ〜」と命の消えそうな声が聞こえた。車からタオルを取ってきて、小犬をくるんだ。深夜、獣医さんに助けを求めた。

抗生物質の注射の針が入らない。今夜がヤマだと獣医に言われた。タオルに小犬をくるんで田舎から車を走らせた。

そして自分のクリニックで薬を大きなスプーンで溶かして飲ませた。

「ゴクン」と飲んだ。

「あっ、生きてくれるかも知れない」と感じた。一週間で、すごいイタズラするまで回復。

僕は、この小犬のために「全てのパナシ」をやめた。この小犬と暮らし始め、仲良く暮らす夢が出てきたから！

どんなにだらしない僕でも変わることができた。

皆様は、もっと簡単に、良い方向に変われると思う。

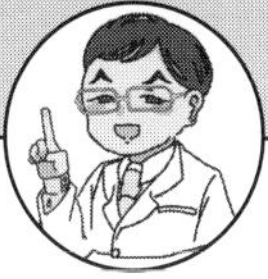

#072

「食べっパナシ」「脱ぎっパナシ」は自分を挫折させる

落ちつくところがなくなると、心に余裕がなくなる。

帰宅して、どっと疲れる。視覚がとらえているものが汚い。

嗅覚がとらえている悪臭は、直接神経を経由して脳に入る。

「食べっパナシ」をすると、次に「脱ぎっパナシ」をするようになる！

さらにものを粗末に扱うようになってしまう。

「それがどうした」と人は思うかもしれないが、その後その人の心が変化していくにつれて、怖いことが起きるきっかけになってしまう。

イライラする環境は、人を乱暴へと育てていく。街中で他人とぶつかった。謝る人と、喰いさがって喧嘩になる人とに分かれる。

ひとつの不満だけでは、すぐ怒りっぽくはなりません。小さな「食べっパナシ」、「脱ぎっパナシ」によって、落ちつく所がなくなる。人間の脳から出る分泌ホルモンであるセロトニンやドーパミンが減ってしまう。そうすると、人間の心に余裕がなくなる。人とぶつかる。問題を起こす。

人の心をほっとさせる環境は、生活の中で一番大切なのです。

最低限のほっとする場所があって、仕事で頑張れるのが基本です。

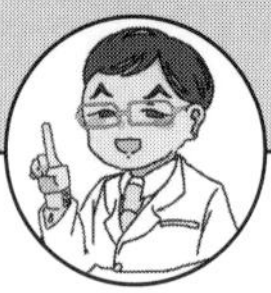

#073

「明日やろう」と思う気持ちがストレスを倍増させる

若い人で美しくネールをぬっているために、洗いもの、雑巾がけなどとんでもないと言い切る人もいる。

男性ひとり暮らしの人が「食べっパナシ」「脱ぎっパナシ」をするのではない。若い女性だって、中年女性だってするのだ。

一度、「食べっパナシ」、「脱ぎっパナシ」をすると、「脱ぎっパナシ」をした上に、さらにどんどんものが積み重なっていく。そうすると整理、整頓が難しくなってしまう。明日やろう、次の休みにやろうと思う。

問題は「明日やろう、休みにやろう」と思う気持ちが日常のストレスを倍増させていくこと。そこで、うつ気分を生み出してしまう。

たまたま、上司に「仕事が遅い」と注意を受けることが重なってしまうと、人は、「明日会社へ行きたくない」「上司に会いたくない」と心の怯えから、うつ状態が始まってしまうのです。

「食べっパナシ」、「脱ぎっパナシ」はたいした問題ではない、ととらえてはいけません。人生の別れ道にあたる所で自分を挫折させてしまうか、心の病を発生させてしまうか、大きな問題ととらえてみて下さい。

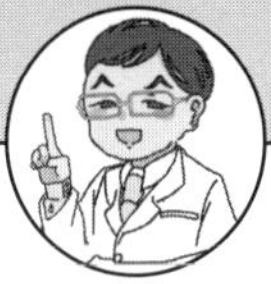

#074

「先延ばしっパナシ」は人生の軌道を狂わせる

楽な方へ流されると、人は汚くなる。

●先延ばしっパナシは、学業だって遅れる。

●先延ばしっパナシは仕事でも利益が出せない、それだけでは済まない。

●信用を失い、仕事を回してもらえなくなる。生活困難になる。

●人生の軌道を狂わせてしまうのが先延ばしっパナシである。

先延ばしっパナシの結果、人は汚なくなる。

楽な方へ流されてしまうと、人は、周りなんてどうでもよくなる。

身だしなみなんてどうでもよくなる。

「先延ばしっパナシ」をした結果、とんでもない人生となってしまう。

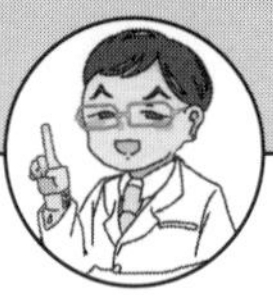

#075

物事から物事をつなぐ５分間に体を動かすことをして下さい

「明日やろう」と思う気持ちが芽《め》生《ば》えた時に、一分、二分で台所の皿を洗う。ＴＶコマーシャルの時、やってみて欲しい。

友達と電話をして遊びに出かける前、五分間で捨てるものを袋に入れる。

買物でも、行く前の三分間で、「何が出来るか?」考える習慣を身につけよう。

明日やろう、休日にやろう、としても絶対にやらない!!

休みは、楽しむ日である。明日は、新しい希望に向かう日だ！　そんな時間に、掃除などしなくてよい。

物事から物事をつなぐ五分間を、常に使って頭の体操する。体を動かすことをして下さい。

ストレスが少ない部屋になり、休みを楽しむことができるのです。

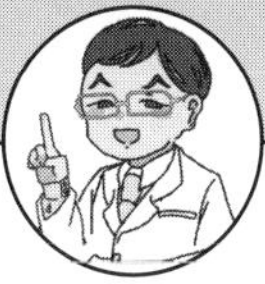

#076

一日の中の5分間、7分間に目的を持たせて動こう

わざわざ掃除や、整理、整頓をしようとする。

大変だ！　と体と気持ちが行動力を止めてしまう。

だが、座っている場所から立ち上がり、飲みものをとりに行くその時の五分間で、できることをしよう。昨日の脱ぎっパナシの下着を洗濯機に入れて、ついでにスイッチを入れる。五分間でできるトイレ掃除。五分間でできる風呂掃除。

五分間でできる、自分にとってできることを増やしていく。

「脱ぎっパナシ、食べっパナシ、ダラダラしっパナシ……」を解決できる。

一日の中の、五分間、七分間に目的を持たせて動くということは、自分自身が大きく成長していく、そのきっかけになる。それと共に、別の性格が表われる。奇麗好きになれるのです。

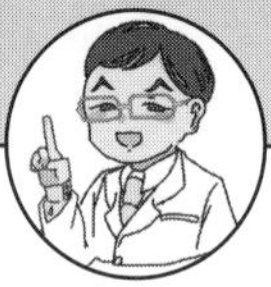

#077

ほっとする場所は何よりもの薬となる

人がほっとすると、脳からセロトニンが出やすくなります。

脳で分泌されたセロトニンが血液に流れ毛細血管に行きわたり、細胞へと運ばれて、その細胞を新しく再生、修復します。

そのためにスッキリした感じになり疲労がとれていく。

人がほっとするとドーパミンが出やすくなる。

ドーパミンが出ると人間の感情は華やかになる。

恋をした時、または以前から欲しかった小犬を飼う状況ができた時に、ドーパミンは出やすくなります。

「食べっパナシ」、「脱ぎっパナシ」の状況では、セロトニンやドーパミンが分泌されません。

うつ病になっても仕方がないのです。

人にとって「ほっとする時間」は何よりもの薬になると、理解していただきたいのです。

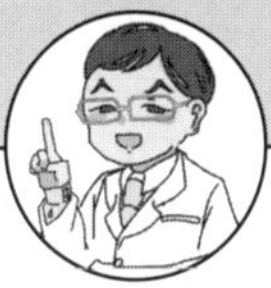

#078

新型掃除機が来た日から掃除をしたつもりになっている彼

僕の知り合いに、おかしな人がいます！

掃除などする人ではない。何を思ったのか！　ＴＶを観ていて、最新型の掃除機を買った。掃除機で五万円を越えている。そんな高い値段のものを買うであろうか？

品物が届いて喜んで使ったのは一日だけ！　本当に馬鹿を通り過ぎて呆《あき》れます。

そんな彼だから、常に目が離せない。

彼にとって、新型掃除機が来た日から、掃除しているつもりになっている。

彼にとって、新しい掃除機が来た日は、ほっとした日になっていた。

人間には、いろいろな人がいるが、彼は、底抜けだ!!

手伝うから一緒にやろうと言うと、後でやると言い張り、部屋に入れてくれない。

僕の想像では、部屋が汚れ過ぎていて、毒きのこが部屋にはえている気がします。

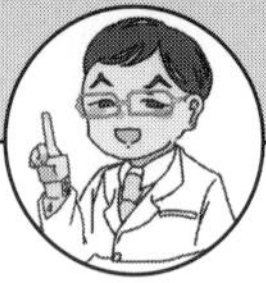

#079

朝20分早く起きることから一日の喜びが作り出せる

会社へ行く前に一五分間で、ゴミ出し、部屋の掃除をする。帰ってきた時、ほっとできる居心地の良い部屋作りを、会社へ行く前にしておく。

一五分間で脳のトレーニングをして出社する。

そうすると会社での一日の仕事を、手際良くできるようになる。

そのうち、上司から、「君！　仕事が速いね」と言葉をかけてもらえたりする。

仕事に対して自信が生まれる瞬間ができる。

朝二〇分、早く起きることで、手際よくなるだけではない。

時間の使い方が上手くなる。心に余裕ができる。

同僚の人達への気くばりもできるようになる。

このように、自分の普段の生活時間を見直してみると、ほっとした時間から一日の喜びが作り出せるようになる。

自分自身が目的を果たす一日作りを成功させて、積み重ねていくことで、大きな目標に向かえる心と体ができていく。そして隠れた才能が引っぱり出せることが多い。

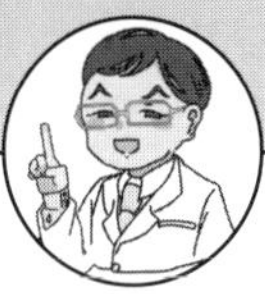

#080

一日15分、本気で子どもと向き合おう

ほっとする時間を作り自分でスッキリした気分と、やればできる自信を身につけていかないと、やがてくる六〇代、七〇代に大きな影響をもたらしてしまいます。

それともう一つ、子供にあたえる影響が大きい。

子供が中学生になると、家庭内暴力を起こす、不良になり万引きをする、不登校で悩む、そうした背景には、子供が学童期、親が一緒に夢中になって何かをするということがないことが原因になっていることが多いのです。

だから子供は、あり余るエネルギーをぶつける所がないので不満として爆発させるなど、悪い形になって出ているのです。

一日に一五分間、本気で子供と向き合うことは、親子の未来を左右します。子供のため子供のためと思って、忙しい時間に都合をつけて子供に一五分間つき合うことは、最終的には自分のためなのです。

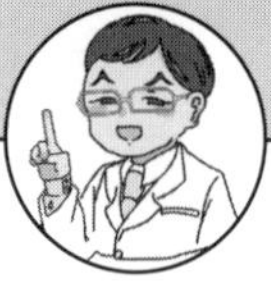

#081

どんな時でも、自分自身の生活を営むことが大切

食べっパナシ、脱ぎっパナシ、先延ばしっパナシもやめた。

整理整頓された部屋に帰るのが楽しみになります。

自分だけの喜びを体験することによって、発想力がわいてきます。

心が軽くなり、頑張れば何でもできる、と前向きになれる。

人生は、ある日を境にして、希望の戸が開きます。

どんな辛い時でも、人としての基本中の基本である、自分自身の生活を営むことが大切に思える。あきることなく、平凡な生活を営むことによって、考えるという忍耐力が養われる。

次の目標が決まっていく。ひとりの時間を楽しめる。その中で、心の余裕が生まれる。そうすると発する言葉の内容が豊かになります。

実際に体験したことにより、人と接する時に自然な説得力ある話ができるようになる。周りから好かれる人間へと変わっていく。

平凡な日常生活をしっかり送っている人は、能力が身についており、それが豊かな発想となって人生を決めることが多いのです。

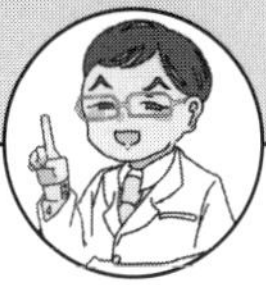

#082

嫌なことを「先」にする習慣をつけよう

嫌なことを「先」にしてしまう習慣をつけましょう。

学校の宿題も親のおつかいも先にやる。残された自由時間を楽しめる。

大人なら、「嫌だなあ〜」と思う仕事を先にやる。できなくてもまずは自分なりにやってみる。

下手なりにもやった。でも先輩に叱られた。叱られる体験があることで、やり方を覚えられる。

今度は、叱られないように「やろう」と思う。目標ができる。

仕事は、叱られていくらだと割り切る姿勢を持つとよい。

先延ばしをしたい場面に出くわす時が、自分の性格を変えるチャンスである。先延ばしをしたい場面は、その人にとっての能力を発揮できる隠された瞬間なのである。

仕事で叱られるということは、相手から一生食べていける体験能力をもらえるのだから、少々辛い想いをするのは当たり前であると受けとめる。

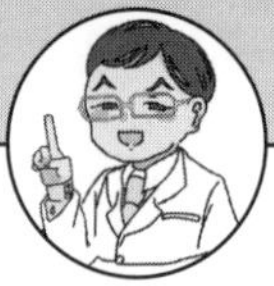

#083

「今は仮の姿」と思うと何でもできる

辛い時は！「今は仮の姿」と思うと良い。

いつか来る晴れ舞台を夢見るか、夢を見ないかで、努力するにしても、明日へ向かう歩数が違ってくる。

人に罵倒されたとしても、「今は仮の姿」と思う強さがあれば、罵倒した人を許せる。

未来の自分に期待する気持ちが薄いから、嫌なことを先にやれないのだ！

誰だって、嫌なことはある。「今は、仮の姿」と思うと、何でもできるようになる!!

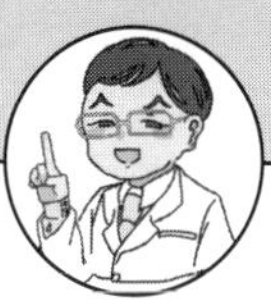

#084

言葉に出して「自分にはできる」と言おう

嫌なことをやる時は「自分にはできる」と言葉に出して言おう。

つまずきそうになったら、声を大にして「今までやれたのだから、できる、できる」と言う。

できないと思っていたことが、ひとつできると、何でもできそうな気持ちになる!!

「自分が持つ能力だ」と知ることになる。

「この先何でもできるぞ」と自信につながっていくのです。

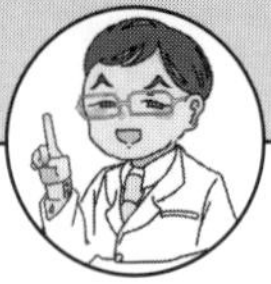

#085

心の整理法を身につけると一生の財産になる

心の処理方法を覚えておきましょう。

「今までは、上司に叱られる。明日は会社へ行きたくない」と思って、うつ気分であった人でも、心の整理法を自分なりに身につけると一生の財産になる。

先延ばしをしたい嫌なことの中には、人生を生き抜く宝がつまっている。「嫌だなあ〜」と思う包装紙でくるんであるのです。

改善法は心の処理ができるかどうかにかかっているのです。

心の処理法が上手になると叱られたことがどんどん身についていく。

叱られた数だけ人として味と深みが出てくる。叱られて成長してこなかった人には、人の辛さはわからない。

先延ばしをやめると、人生はバラ色に変わります。

きっとあなたの性格がバラ色になるのでしょう。

人に好かれ、周りから助けてもらえる人になるのでしょう。

人生ってなかなか面白いもんだ！　と思えるようになります。

なんといってもうつ病にかからないための健康法にもなるのです。

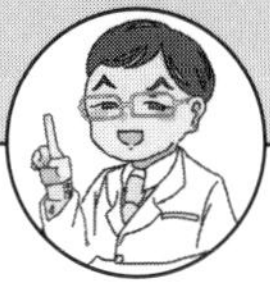

#086

決めたことは決めたことだからやる！

自分の中には、ダラダラする自分と、今のままではまずいことになるという理性的な自分がいると思います。

体調が悪い。気分が沈むと影の自分がしゃしゃり出てくる。

「そうだ、頑張ったって状況が変わるわけでもない」

「何か言われたら、その時に考えれば良いことだ」と影の自分が答を出してくる。

もう一人の表の自分が「それもそうだなあ～」と納得してしまう。

自分の中にいる影の自分がしゃしゃり出ないよう、コントロールをすることを心がけることで、誰でも自信に溢れる生き方ができる。

自分のために「運動、勉強、整理整頓」などを始めよう。

日曜日だから今日は「運動やめるか?」と影の自分がしゃしゃり出る。

その時に、「決めたことは決めたことだからやる」と記憶を呼び出す。

影の自分は消えていきます。

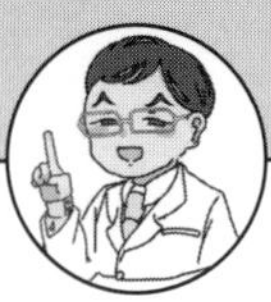

#087

「働きっパナシ」の人が生き抜くために必要なこと

朝の出社を早くして、一五分自分の楽しみを得る。

会社の机にマクラを置いてめざましをかけて仮眠する。

二〇分間深く眠る。これを昼休みの時間にも続ける。

最初は、寝つけなくても習慣づけると、一五分間でもスーと眠れるようになる。生き抜くために、一五分間でも、ストーンと眠れる技を身につけると、まず心臓停止は少なくなると思われる。

疲労したまま働きづめると、疲れた体は、甘いものや油分のこってりしたものを食べたくなる。甘いもの、油ものをやたら欲しがるようだと気づいたら、過食のサイン、そして病気になる前のサインが出ていると思って下さい。

体の疲れ、体のさびを落として、「大根の酢のもの」などお酢の料理を少し食べると良い。

体は正直で肥満を作る前は「酢のもの」が好きになれないことが多い。

「働きっパナシ」の人は、食生活を正しく見直し、睡眠を上手にとる工夫が大切である。

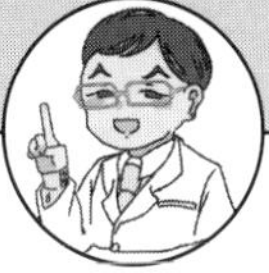

#088

25分間の「お昼寝」で元気に働ける

生きている間は、元気に働きたい。

若い時から、二五分間の「お昼寝」をすると良い。

疲れたまま、走り続けると心臓に負担がかかる。

「一分間に、体全身をひとめぐりする」血液のポンプ工場の心臓は働いています。

しかも我々が深夜眠りについても、休むことなく、心臓は働いてくれている。仮眠することで、血圧は安定する。心臓の負担が減る。

若い時のままでいられるか？　数年で急に老化するか？

自分自身をいたわる気持ちがあれば、その人の工夫次第で若くいられる。

それには二五分間の「お昼寝」は良い。

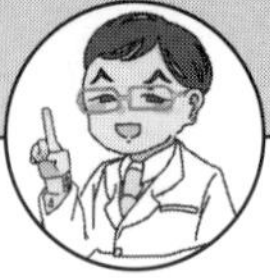

#089

「やればできるね」と声をかけてあげる。眠りについていた影の自分が目をさます

「ほっとする時間」を作ろう。

気になっていることを、ひとつ片づける。誰でも、「ほっとする」。

もっと早くやっておけば良かったと思う。

机の上が事務処理のためにゴタついている。

処理をする順番通りに片づける。ほっとすると同時にやる気が出る。

家と会社を往復するだけで、いっぱいで、家庭の手伝いなどできない。

さらに中年になると多くのことが面倒くさい。

「異性が私のことなんか見ていない。自分は中年だから」と思う気持ちが面倒くさい元を作っています。

自分を変えるには、何でもできることをやってみることです。

「やればできるね」と声をかけてあげる。長い間眠りについていた、影の自分が目をさまします。

ほめられたことなどない影の自分が、今度は窓ふきをする。ふき上がった窓から遠い空が、手に届く所に見える。

影の自分に「良くやったね」と声をかけることを忘れないで下さい。

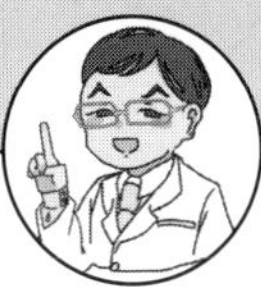

#090

家族を幸せに導くには 相手をほっとさせる空気を作ること

人は人として楽しく話をして、笑い、泣いて、感情を出して、幸せを感じる。そして頑張ろうとする。それが、生きていることです。

苦しみだけを抱きかかえるものではありません。

自分がほっとできる時間を作るには、多くのパナシを卒業していくことにあります。

家族を幸せに導くには、男女とも相手をほっとさせる空気を作ることです。整理整頓された部屋に、花一輪飾ったときにもたらしてくれる安らぎは、ほっとする「心の薬と心の栄養」に違いありません。

明日も、頑張ろうとする会話ができる環境ができていくのです。

今、人と会いたくない、気をつかいすぎて、楽しくない。気分が悪化するという「人酔い」が出てきている。コロナで三年以上、行動制限があり、人が人とつき合うことに、メンタルの病気が発生してきている。

そんな時代だから、自分がほっとできる時間は、治療のひとつになっているのです。

❀子犬と一緒の、幸せを噛みしめる時間が増している僕

自分が努力するようになったのは、草むらで、やっと生きていた柴犬の子犬をバスタオルでくるんだ時で、僕の人生はバラ色に変わった。

その時は、僕が何でもする人間になるとは思っていなかった。

毎日、神様に声を出して、「この子犬を死なせないで」と祈《いの》った。大学受験だって、心から神に祈ったか……。こんなに神様に頼んだことはなかった。

一週間、一カ月が過ぎるにつれて、ふとんの綿を前歯でかじって出している。部屋は綿の海。朝から大袋をかかえて、ゴミ捨て場に走る。

くたくたになって眠る夜は、ティッシュ箱からティッシュを全部引き出して、部屋中ティッシュの海になっている。ティッシュを袋につめて、子犬の便をとるのに使っていた。

この子が生きているなら、どうって言うことはない。そう悟った時から、僕は自分で今まで知らない寛大な気持ちをまとわせてもらった。

人は、ある日を境にして、今まで見たことがない自分と出会うことがある。

仕事が終わり、犬の幼稚園に迎えに行く。二人でドライブして帰る。幸せを噛みしめるほっとした時間が増している。

7章

仕事が大切か自分が大切か

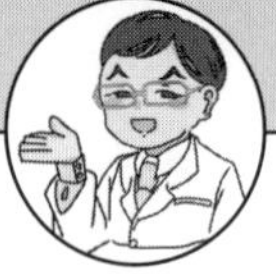

#091

辛い時代ほど、自分が育っていることを覚えておこう

「こんな仕事やめてやろうか！」と思うことがある。好きで入った仕事でも、そう思う日がくることもあるだろう。

でも、腹を立ててやめたら損だ。

できない場面と向き合う時ほど、できるようになる自分が育つ時です。ここでやめたら、コンプレックスがつきまとい、自信を失う自分が別な形で育ってしまう。へそまがりの性格の悪い人間が育ってやっかいな人生を作り出してしまう。

職場でも嫌われものになることが多く、孤立してさらに嫌われる形を作ってしまう。

仕事が辛い時ほど、家族に相談したり、同級生と話したり、心を話せる相手を見つけよう。自分が望む答を聞くことができなくても、話したことで心が軽くなる。

心が軽くなると、整理整頓ができる。今何をすべきか、耐えていく心構えができる。腹に力を入れて「ようし、こい」と気合いが入る。

自分が一人前に育つには、先輩に叱られてもついていく心を持たないと、結局は挫折してしまうことになる。転職、転職が自分の成長を遅らせていることにつながるのです。

辛い時は、何も見えないが、時が過ぎると、思い出になっている。どんな強い人でも、初めから優秀な人ではなく、次々に起こる嫌な思いを我慢してきて今がある。

自分が相手に丁寧な姿勢を見せるようにすることで、嫌な相手とも以前のような摩擦が起こらなくなります。

仕事に挑む気持ちの切り換えをすることで、多くの問題が解決します。

「いつも、今は仮りの姿、明日は晴れ舞台」と思う夢があれば、辛い時も突破できる。朝の挨拶を自分からやってみよう。気分が晴れて、自分が変われる勇気が出てきます。

体験記憶として一生残る財産が、辛い時の修業です。そこを通り越すことによって、多くの困難と立ち向かえる心と体ができるということを覚えておきましょう。

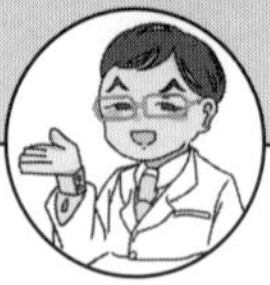

#092

完璧主義はやめよう

「仕事で完璧は無理」と思う心の余裕をもちましょう。そうすれば、他人の評価を期待することもなくなり、万が一、思い通りにならなくてもガッカリする感情は生まれず、ストレス度は高まらずにすみます。

例えば一つのことを頼まれました。几帳面でなおかつ真面目な人は、時間までに納めようとし、プレッシャーがかかる。そして、恥じない仕事をしようと思う完璧心が強まる。さらに能力を絞り出す集中力が高まる。この三つが一時にかかることは、目に見えない緊張感と重圧になります。

そして責任を果たした後で、精神的にも肉体的にもコントロールバランスを失ってしまいます。

この「完璧」が精神的、肉体的に健康をそこなう原因の一つであるとの認識をもつと、心の余裕がもてるのではないでしょうか。

すべてに完璧である必要はありません。人は許せる失敗があるから、励まし合うという優しい気持ちで、信頼関係ができていきます。

そこで心地良い人間生活が過ごせるのです。

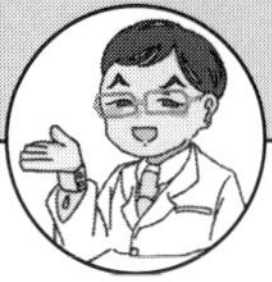

#093

我慢を溜め込まないで

頑張って働く日々の中で、我慢を溜めてしまう傾向にあります。頑張る人は、根が真面目で几帳面で気分転換がへたくそです。気分転換をしていることを、自分で仕事を怠けていると受け止める生真面目《きまじめ》さが邪魔をするのです。

仕事、仕事で追いつめられている毎日に、もう一つ子供の受験問題が溜まっているストレス袋にねじ込まれた。ストレス袋はついに破裂して、うつ病、心身症を出してしまいます。

四〇代には、責任ある仕事と家庭がプレッシャーになる状況があり、そこで、うつ病になる人が多いのです。

うつ病は甘く見ない方がよいでしょう。癌と診断されると大層なケアーをしますが、うつ病であると診断されても、薬を飲んで仕事を休む程度にしか考えていません。

うつ病は、自分が持つストレス袋に、もうこれ以上ストレスを溜め込めないという状況になった時起こります。

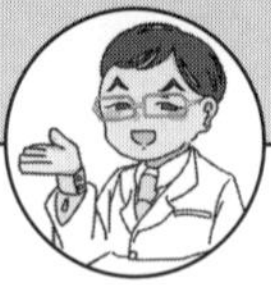

#094

好きな仕事につくことは、心の余裕と能力的余裕を生み、より頑張れる

精神的に無理な仕事を継続すると重圧が高まり、うつを深くさせてしまいます。

本当はとび回りたい気持ちを抑えて、机にむかっている。そのこと自体が、社会生活でストレスを蓄積させてしまうのです。それが結婚した時などの人生の区切りで、以前のストレスとプラスされます。

そこそこ食べていけるだけだとしても好きな仕事につくことは、精神にも肉体にも無理を強《し》いないことになります。そして心の余裕と能力的余裕を生み、より頑張れる状況を作り出します。

その反対に高い給料であるがために、感情をおし殺して入社を決めた人も多くいます。しかし、意に反して生活をしているために、ストレス度も高まります。

そして発散するために給料以上に何でもどんどん買ってしまう買物症候群になったりします。一円も手元になくなり、当然落ち込み、頑張っている意味が見えなくなって、うつ症状を出した人がいます。

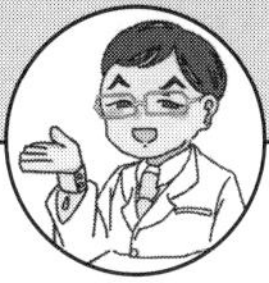

#095

まず自分の良いところをみつけてあげよう

自分と他人とを比べたらいけない。

だが、人は「顔や仕事や能力や収入」を他人と比べてしまいがちです。自分の姿を見失う。その原因のひとつに、自分の良い所を探すことができていない。だから自分の軸となる元ができてこないのです。

いろいろ職についてもいいとは思います。「自分にはこんな良い所がある」と言い切る軸をもって歩けばいい。辛い時に耐えた軸から、次々に芽生えてくるのです。

自分に自信がないから、何をして生きていけばいいのかと悩む人は多いと思います。

まず、自分の良い所を見つけてあげる。自信がつく糸口が見つかる。どこにも良い所がないと思っている人は、自分と向かい合うことをしないで、他人ばかり見て羨ましがってあきらめてしまっているのです。どこにも良い所がない人などいない。絶対に、良い所が隠れている。

自分の良い所がわかると、自分を好きになってくるのです。

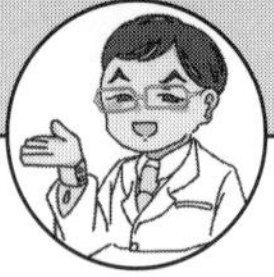

#096

挫折した時、立ち直らせてくれるのが自分自身が知る長所

親にほめられて育つ中で、自分の良いところを知ってくる。

親は子供を抱き、ほめて育てて欲しいのです。

ほめられるたびに自分自身の良い部分が固まり、その性格の軸となって自分自身が何者かわかってきます。

友達と遊ぶ子供達は、その友達からそれなりに伝えてもらえるので「自分の良い所を知れるチャンス」があります。

自分が挫折した時、背中を押して立ち直らせてくれるのが、自分自身が知る長所なのです。

「自分で自分の良いところを知る」ということは、他人にどう見られようが、安定した人生を送ることができます。

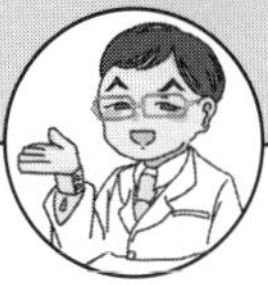

#097

頑張った後は自分をほめてあげよう

頑張った時間が終って「良くできた、自分なりに良くできた」と自分をほめることをしましょう。

緊張をほぐす時間の一五分〜二〇分間は、ゆっくりなペースで仕事をする。こうしてバランスをとろう。

自分の心を上手にコントロールすることで、体は軽く動くようになる。能率を上げた後は、ほっとして自分をほめてあげよう。自分をほめることで血流が良くなる。脳からセロトニンが作られる状態ができる。

仕事上での展開が早まる状況ができる。そこで、仕事が楽しくできるようになる。

働く時間を楽しくしようと思う気持ちがあれば、工夫を見いだせる。楽しんで仕事をすることは、ストレスが少なくなる。

「仕事が大変だ」「仕事が大変だ」と、自分の体と心に重圧をかけている人が多い。そこで休みになると、飲んだり、食べたり過食になって肥満になる。血圧や血糖値や脂肪の値が高くなる。これらの問題は、日常のストレスと関連している。

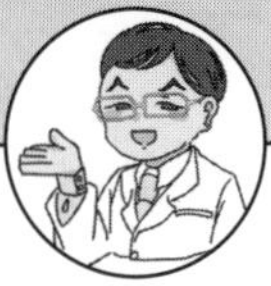

#098

辛い時はあえて、「大丈夫」「大丈夫」と自分を落ちつかせよう

生活していると突然、難問がもちあがる。「わあ〜、どうしよう」と思う。

血圧が急に上昇し、眼の前がクラクラします。

人によっては、動悸におそわれる。人によっては、行動が変になる。

辛い時や、難問が持ちあがった時ほど、あえて「大丈夫」「大丈夫」と言って自分を落ちつかせよう。冷静になって考えると、たいした問題でないこともあります。

生活上手になる秘訣は、おおらかな気持ちを持ち備えることにある。おおらかな気持ちになっている人は、衝動買いをしなくなる。振り込め詐欺やニセモノ買いで後悔しなくなる。

常に「大丈夫」「大丈夫」と思っていることで、冷静さを保てます。

仕事でも辛い時は、体の筋肉が硬直する。動きが鈍る。そのことで、大きなミスをおかす。さらに作業中であれば、事故につながりかねない。

自分自身をいかに冷静に保つかを自分のやり方で工夫するのが、上手な生活の仕方であり、自分自身を守ることにつながるのです。

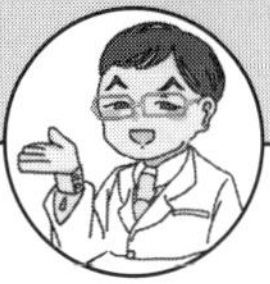

#099

朝日をながめて一日の始まりを明るくしよう

　心が健康な人であっても、夕暮れは物想いにふける時間です。うつになりやすい人は、一番強く感覚機能が働く夕暮れ時が一日のピーク時だったりするようです。うつ気分になる時間帯を使って生活している所に、原因要素の一つがあるとみられます。視覚機能と聴覚機能の二つが重なり合って感情を揺らすのでしょう。

　紫外線を浴びることが嫌な人は、室内から朝日が一望できる場所で、外に広がる景色を二〇分ぐらいながめているだけでも一日の始まりを明るく、軽快にして、ことを進めていけるはずです。

　例えば、新聞を読む、スポーツをする、散歩をする、心の整理をする時間を、朝日の明るく透明度のある中で持つ。

　朝早く起きることに馴れるまでは、昼間仮眠をするようにして、体を朝型にもっていくことは、かなりうつ症状を治していく方向につながります。休みの日でも決まった時間に起きると、体は正しくリセットされるのです。

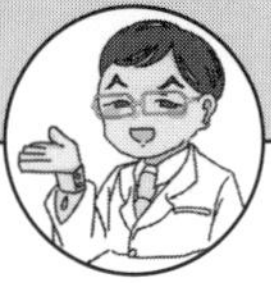

#100

時には、いいかげんって必要かもしれない

くる日もくる日も同じ場所を堂々めぐりしていた。

自分の中で本当にこれでいいのかと、大学病院での下積みをしていた一〇年間に本当に悩んだことがあります。

友達に必死な思いで話をした。話が終わると彼は言いました。

「人生いろいろなことがある。そんなに悩むことではないよ」と面倒くさそうな答が返ってきた。いつだって彼はいいかげんな返事しか返してこない。だから、僕も話せたのかもしれません。

本気で悩んでいることが、馬鹿馬鹿しいと思わせてくれる人っています。今思えば、彼は貴重な存在の人でした。

悩む時は、一点だけを見て悩んでいるから周りが見えなくなる。

悩んでいる時間のまま将来もそこにいると思う錯覚が人の心を不安にさせる。時がすぎれば悩んで苦しんだことも、その人の人生の栄養になっているのです。

悩んで苦しい時は、いいかげんに時を流すコツをつかむと、長い人生が楽しくなります。

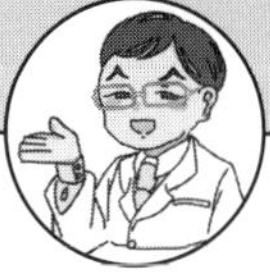

#101

苦労している時は成長の前触れ

会社へ行ってもお茶くみ、コピー取り、といった雑用ばかりが多く、仕事ができないと悩んでいる人は、立派な仕事がしたいから悩んでいる。できる前ぶれである。

先輩の言葉遣い、行動を見習う。ノートを持って、大切なことをメモしてみましょう。いざという時、正しい対応ができる社員になっているはずです。

仕事は見て覚える、叱られて覚える。経験から覚えていける。今は、叱られたらプライドが傷ついて、やめてしまう。仕事が明日からできるというまぎわでやめてしまう。転職で最初から出直しする。再び下積みになってしまうケースがあります。

出社したら、「叱られていくらだ」と思った方がいいのです。

仕事をする前に、仕事を「ありがたい」と思う気持ちになりましょう。何でも吸収できる態勢ができ、少々叱られたぐらいでは、傷つかない精神の成長となります。

「苦労している時は成長の前ぶれ」なのです。

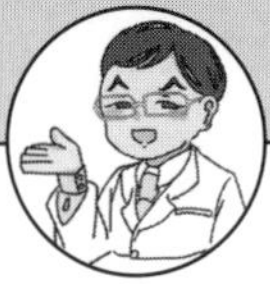

#102

コンプレックスは ある日、能力を持った武器になる

顔の形はみんな違います。実は、体の中もみんな違います。

見えない体の中ってすごいことになっています。人よりも関節が強く柔らかくなっている人がいます。踊ったり、スポーツしたりすると、すぐれた技を発揮してきます。

人よりも内臓が丈夫になっている人もいます。少々飲んだり、食べたりしても次の日は消化されて、さわやかな状態になっています。

人は個々が全員異なるので、比べるだけ損です。比べるという習慣をやめないと、一生ではすごい損失が出てしまうのです。

コンプレックスの固まりは、まさしく僕だ!!

学童期から中学生まで、喘息でひ弱の僕は、コンプレックスしかなかった！　体を強くするため、中学からゴルフを始めました。

親が連れていってくれたゴルフ場のキャディーさんから「ボクちゃん、もっと腕をみがいてから来てね！」と言われました。ショックを受けた僕は、毎日練習場へ通いました。

半年後、飛ばないボールが少しずつ飛ぶようになった。嬉しかった。本当に嬉しかった。自分のコンプレックスが少し取れた瞬間でした。

毎日、受験するために、僕は勉強づけでした。数学が難しく壁にぶつかり、もう受験がいやになった。勉強が全くすすまない時もありました。しかし、ある日を境に数学が少し理解できるようになったのです。今にして思えば、僕の脳が発達する時期が遅かったのかと思います。

「中学一年生の頃、大人の脳の重量にだいたい近づく」その予定が、僕は遅れていたのでしょう。中学三年生までに、クラスでトップの日がありました。誰でも、コンプレックスはありますが、努力していれば、コンプレックスは克服できる日が訪《おとず》れます。むしろ、コンプレックスのない人の方が、挫折した時、ポキッと心が折れてしまうかも知れないのです。

僕はコンプレックスだらけだから、人生で退屈する時間はない。多くのコンプレックスは、その人の強い武器になって登場するのです!!

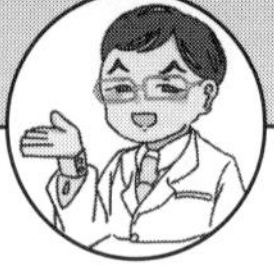

#103

「自分ってすごいかもしれない」と声に出して言ってあげる

自分で自分をほめるなど、馬鹿みたいと思う人も中にはいると思う。

独り暮らしの人は、帰宅して玄関にお話をする「動物や、好きなドラエモンの人形」などを置くといい。「今日も頑張ったよ。みんなお留守番ありがとう」と声をかけます。

その後で、「自分は今日よく頑張った」とほめてあげよう。

声を出してほめると、体の中の緊張感と、押さえていた我慢が消える。リラックスムードに切り換えられるのです。

家族がいる人は、恥ずかしがらないで、「今日は大変だったが、自分は最高に頑張ってきたんだヨ！」「よくやったと思う」と、声を出して言ってみて下さい。スッキリします。

それを聞いている家族は「パパは外で大変な苦労をしている」と理解する。父親としての威厳が出てくる。父親を尊敬するように、子供も妻もなります。

家族の絆が強くなります。

外でパパが何をしているかわからないから子供は、グレる。妻は、浮気をしているんではないかと疑ってしまう。

自分で自分をほめることによって、体の中に眠っている才能が目をさましま す。

「もしかして、あれもできるかもしれない」と目をさまします。

声に出して「自分ってすごいかもしれない」と言ってあげる。

眠っている体に揺さぶりがかかり、やる気が出るのです。

昨日までの暗いほら穴から出て、脱皮する自分が作れる。自分が幸せ気分になれるのです。それだけで十分幸せではないでしょうか?

パパでなくても、誰でも「一日頑張った」と、声を出して欲しいのです。

自分で自分をはげますエネルギーが、明日は良く変わる源となります。

自分自身を自画自賛すると良いのです。

どんな壁が立ちはだかって来ても立ち向かえます。

自分の人生を精一杯生き抜くことに価値があるのです。

8章

大きなものを見よう

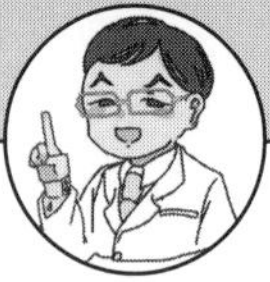

#104

「心の中の遊び場」で行きたい所に行き、リラックスしよう

かつて学生時代から医師になりたての頃まで、あれもこれもしなくてはならないとの要求があり、ふと気がつくと、あまりの忙しさに自分は何をしているのだろうと、「うつ」を出す前にあたる「茫然《ぼうぜん》」という状態に怖くなってしまったのです。

その時、「時間に食べられる自分から時間を食べる自分になりたい」と思いました。たとえ一時間でもおいしいものを食べたりすると、これはどこでつくられたのだろうか、どうしてこんなにおいしいものがあるのに、今まで気づかなかったのだろう、と感じます。

そんな一時間は心が産地に向かって旅をしています。

そんなこともあり、国内、国外に限らず、行かれる限りの所へ出かけました。心が満たされる時間を送れるようになりました。

自分の感覚時計を有効に使い、自分の神経を太くする、そして自分に自信をつけて夢をはぐくむ人になりたいと思う。

心の遊び場は、想像力がある人には不自由しません。行きたい所に行き、リラックスできる。前頭葉が発達している人間への贈り物でしょう。

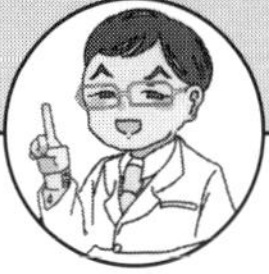

#105

たまには泣ける映画を観て、ストレスを流してしまおう

誰かに会って、何かしゃべりたい、だけど、その誰かが思い浮かばない。何をしゃべりたいのか見えてこない。これといってすごく困ったことがあるわけでもないが、何かもやもやしている気がする。

そんな時は泣ける映画を観て、できるだけ泣く。気持ちがすっきりします。感動的なミュージックや泣ける映画で、心に良いショックを与えましょう。

何がしたかったのか?

何をしゃべりたかったのか?

自分はどうしたいのか?

自分は本当は恵まれていたんだ。なんてことに、大泣きした後に気がつく。心の垢《あか》落としは、若い時代も高年齢になっても、人間である限り、たまには必要です。休みの日は、ゴロゴロしないで、野球、ゴルフ練習、自転車で海を見ながらアイスクリームを食べるなど、思い出作りをすると、軽い心身症は治っていきます。

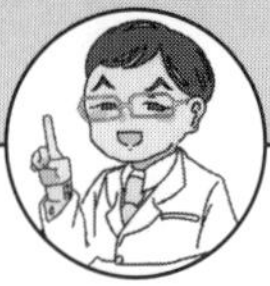

#106

人として「あー良かった」「あー楽しかった」と思う場面を作ろう

職場、学校は多くの人と顔を合わせる場であり、わかりあえる人ばかりではありません。

小さな不満の蓄積は、けっこう怖いものがあります。従って小さな不満もその場で解決するようにしましょう。

●心をゆるせる友達を作りましょう。ランチタイムなどを利用して、声に出して内にこもっているストレスを吐き出しましょう。

●趣味の場を定期的にもちましょう。利害関係のない場で、内にこもっていることを話せる相手を見つけましょう。

●大きなものを見ましょう。「海や空、野原、山」など対象が大きいもので、自分の悩みがちっぽけだと、悟ることにつながり、消化できることが多いのです。

●夢中になれるスポーツをして汗をかく。皆と大声で気合いを入れる言葉をかけあっていると、内にこもっているストレスが発散されます。

精神管理を上手にするためには、人として「ああ良かった」「ああ楽しかった」と思う場面を作りましょう。

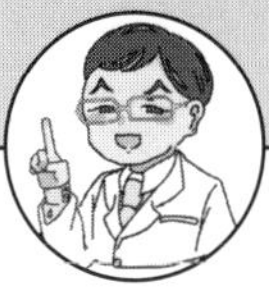

#107

大きな口を開けてわざと笑ってみよう

年齢を重ねるごとに、笑えることが少なくなります。だから大きな口を開けてわざと笑ってみよう。大脳が刺激され、気分が晴れます。

わざと笑うと、ストレスが外へ出る効果がある。笑った後スッキリする。ただ場所を考えて大声を出さないと職務質問されることになる。

特に緊張をする仕事をしている職業の方達は、緊張をとるための深呼吸をする。

肩、腰の関節を曲げ伸ばしする軽運動と、体をねじる運動を加える。交感神経から副交感神経が働くように転換して、緊張からコリをほぐすことです。

張りつめた心と体を柔かくすることで、再び頑張れる気分になれる。

声出しと軽運動とをセットで二〇分間行う。自分を追いつめた分だけ、自分をいたわるようにバランスをとってみましょう。

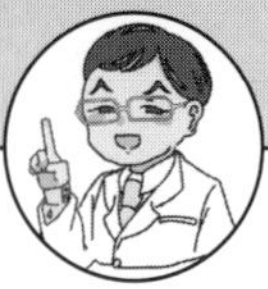

#108

失恋は「本当の相手ではない」との教え

大失恋したらショックでどうしたらよいか、わからなくなってしまう。親にも言えない。友達にも言えない。自分のプライドが傷ついて言えなくなる。結局、胸の内を明かすことなく、一人で悩んでひきこもりがちになる。

大失恋したそんな時、心の病にかかりやすくなります。体の免疫力が低下し、体の病気にもかかりやすくなります。

大失恋した辛さを軽くしたい。そんな気持ちから酒に走ってしまい、アルコール中毒を招くことになる。失恋の痛みはお酒を飲んでもそう簡単に軽くはならない。ついつい深酒になってしまうのです。

失恋した時は、思い出して欲しいのです。「あなたに合う相手ではない」と神様が教えてくれたサインであると。「本当の相手ではない」と割り切ること。心の傷を深くしないで下さい。

あなたが存在している限り、この世のどこかに、あなたを探し、めぐりあえるのを待っている人がいる。そのことを思い出して下さい。

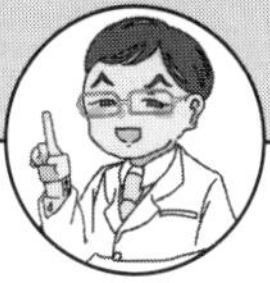

#109

空想する時間が心を癒す

戦争が終わり、しばらくして私は生まれました。テレビがまだ全家庭にいきわたっていない時代でした。

母親が手袋を編んでくれました。友達の手袋の方が自分のものよりもかっこよいと思ったりもしました。母親が古いセーターをほどくというので、子供である自分は両手をさし出して糸とり役をするのです。

その時、父親が学校での出来事を聞いてくるのです。今日は体育の鉄棒で逆上がりができずに砂の上に顔面から落ちた話をします。

実際には日常の小さな出来事で、たいしたことはしていませんが、頭の中には、想像力と発想力とがうずまいていました。母親は古い糸をいかに上手によみがえらせるか？　すべてが豊かではなかったのですが、そこにはゆっくりした時間がもたらす夢があったような気がします。

自分が何を作るかを考え、「よくできるように」と考える、その時間は、現実に流れている時間ではないのです。空想の時です。

これほどストレスを解消し、心を癒すのに役立つ時間は、他になかなか見あたりません。

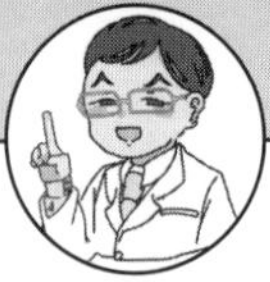

#110

気が沈んでいる時ほど、明るい無地の服を着よう

気分が沈んでいると自然にグレーや黒色を身につけるようになります。顔色まで暗く感じられます。

気分が沈んでいる時ほど、明るい無地の服を着ましょう。視覚が明るい色をとらえて、脳を刺激するアドレナリンが出るためルンルンな気分になれます。

「派手な服など、この年で着られないわ！」と思っていると、自ら節目を変えられないことになります。

落とし穴に落ちた。周りが暗いから怖く、さあ大変、ということになる。でも落ちた穴の中に光が差していたら？ 浦島太郎になった不思議な気分になるかもしれません。色彩は、人の気分を変える力があります。

悩んでいる時に、明るい色を着るようにすると、悩んでいることが、馬鹿馬鹿しく思えてくるかもしれません。

割り切れる気分をくれるのが、色彩です。

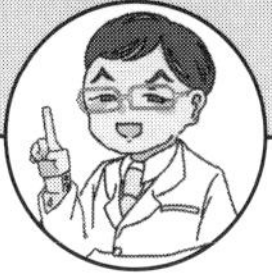

#111

部屋のカーテンを黄色、白色、ピンクに変えてみる

落ちこみやすい性格の人は、玄関マットを派手で、好きな色のものにする。疲れて帰宅すると、派手なマットが「お疲れさま」と言ってくれます。

部屋のカーテンを「黄色、白色、ピンク色」など好きな明るい色にしてみたら、気分が上がる。

色彩は、その人の気分を晴らす力がある。

例えば、よく晴れた日の真っ青な空は、気持ちが良い。

例えば木漏れ日がさす森の中で、一面の緑、深呼吸したくなる気持ちになります。

あなたの周りの玄関マット、カーテンにも、もちろん服にも気分を変える力がある。特にホワイトピンクの服は、肌を若々しく元気にみせる。

気分が沈むと、肌が茶色にくすみやすい。そんな時に、ホワイトピンク色の服は、くすみをはね返す力があるのです。

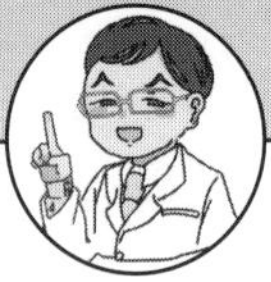

#112

水の流れる音が心を落ちつかせる

外でイライラして帰宅して一番に水仕事をする!!
皿洗い、くつ下洗濯、タオル洗いなど一五分ぐらい毎日行う。
人の気持ちはほっとして、くつろいでくる。
男性でも女性でも同じです。

水の流れる音は、聞き憶えのある、胎児だった頃の子宮の中の羊水の音、母親の心臓の鼓動と脈拍の音です。これらの音のミックスが、母親からの「落ちつけ、落ちつけ」となぐさめの声に聞こえるのです。

精神を落ちつかせる水の流れは、自分が胎児で存在した最初に聞いた音です。

誰でも、風呂につかって、水の音をたてて顔をジャブジャブ洗う。風呂上がりがほっとする。それはただ体が温もっただけでほっとしているわけではありません。

風呂は母親のお腹の中の温もりであると言ってよいでしょう。

無意識に聞いていている小川のせせらぎも、あなたが遠い昔に聞いていた音だから心が安らぐのだろうと思います。

9章

自分の中には
無限の力がある

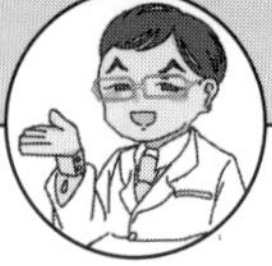

#113

今は、上手でなくても、明日はきっと上手になれる

僕が作った粘土細工、どう見ても上手ではない。学童期に、新聞紙を水で練って作った無格好な月光仮面。今でもテレビの横にどんと坐って、こちらを見ています。

上手にできていなくても、頑張ったらいつしか家の宝になる。上手にできていないものは、だまって時を刻む時計のようなものです。捨てがたい何かがあります。

美しく形どった置物は古くなると、いとも簡単に、捨てられる。しかし、上手にできなかった形の悪いものには、明日は上手にできるかもしれない夢の塊がこもっている。だから、捨てられないのです。

母親が箱に大切にしまっている子供が描いた絵。子供が使っていたおもちゃを意味もなく大切にしまっている。子供の塊が詰まっているから、子供の工作は捨てられないのです。

箱の中から取り出して玄関にひとつ置くと、元気になれます。子供を、必死に育てていた、若い若い自分の心がもどってくるのです。

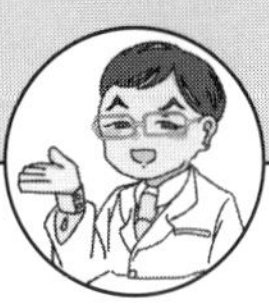

#114

遺伝子の記憶は自分の宝だ

自分の体に眠る無限の能力を信じることができると、チャレンジ精神が生まれます。自分の存在を支える祖先の遺伝子達は、「いろいろな困難を乗り切れ」と応援してくれているのです。

特に習わなくても、人がやっていることを、いとも簡単にしてみせる人がいます。それは、祖先の体験記憶が生き続けているので、あたり前だったりするのでしょう。我々も、先祖達がみがきあげた能力が残っているに違いない。それを探すのが、大きな目的かもしれません。

しかし、人間は他人の行いに気を取られ、他人に憧れてしまい、自分自身の能力について考える余裕などなくなっています。

祖先について、興味を持つどころか、今現在、目の前で起こっている新しいことに興味を持ってしまって、見えなくなっています。

そうした理由から、自分にある能力が信じられなくなっているのかもしれません。

自分を好きになることは、未来の自分に期待して、ワクワクできるということです。

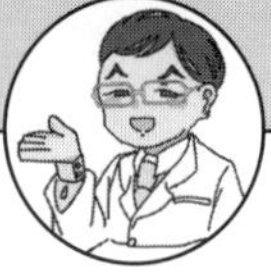

#115

運の良い人は、あちこちから運の神様が集まって大きな力になる

自分の周りには見えていない存在がいて、自分を守ってくれている。その存在は、今は亡き友達だったり、亡き祖父母達であったり、亡きペットの犬だったり。自分が困った時、不思議に困ったことを解消できる人に出会ったり、また、街中で見かけた広告で、悩みの解消の糸口にたどりついたりする。

そんな不思議を体験すると、見えない存在に手を合わせる気持ちになってしまいます。

運を呼ぶか、運を呼ばないかは、その人の気持ちにあるのでしょう。自分の周りで見守ってくれる存在を無視してしまうと、見守る運が居心地が悪くなって別の人の所で暮らすようになるのでしょうか。

運の良い人というのは、見えない存在にも手を合わせて、ありがとうと言うから、あちらこちらから運の神様が集まって、ひとつの大きな力になるのだと思います。

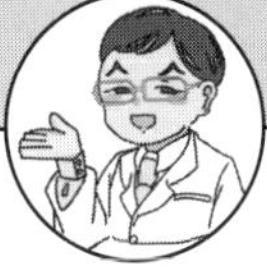

#116

想像することで運は良い流れをもたらしていく

運を引き寄せたいと思うから、人は神社参りをするのでしょう。

神社でなくても自分の住まいにも、神様は、いる気がします。神様が住みたくなる部屋を想像して奇麗に掃除をして、花一輪を飾《かざ》る。風に乗って神様が立ち寄る。「なかなか、居心地が良いではないか！」少し住んでみるかと、神様が思った時から、お礼に良い運を下さると想像することで、運は良い流れをもたらしていきます。

例えば、弱者で何をやるのも怠《だる》い、面倒臭いと感じて腰が重かった自分が、面倒臭いと思っていた洗濯もしている。今日は天気が良いから、仕事が終わる頃には乾いているだろうなあ〜、楽しみだ、早く帰るぞと独《ひと》り言を言う。

外での無駄使いがなくなった。「運って、お金が貯まる運もあるんだ！」と気がつく。

夕方小さな幸せをかみしめる。

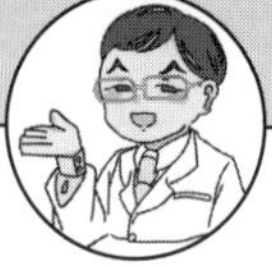

#117

時々お墓参りをして一日を爽やかに……

きれいなお花を持って先祖に会いにいく。

お墓のある所は、樹々や花が植えられている所が多いので、気分が良い。そして非日常的であるために、気分転換になる。お墓参りをして、日頃の悩みを口に出して言うことで、気分が軽くなる。忙しい日常がマンネリ化した時、区切りをつけ、新しい時間を始めるのによい。

自分の存在は、遠い遠い先祖の遺伝子から成り立つヒトコマにすぎない。ならば、過去の時間を生き抜いた先祖に、「ありがとう」と言うべきでしょう。

心のよりどころがなくなっている現在だからこそ、心の底に溜まった憂さや悩みを聞いてもらう所にいくと一日が爽やかになるはずです。

直接、ご利益が感じられない、無駄な時間をすごしたくないという現代に変わりつつあります。どんなに文化が進んでも、古代から伝わる大切なものを守る気持ちがないと、自分の存在を見失うことになると思います。

❀「馬鹿」を助ける神様がいるんだね

お墓参りをして帰宅した。物音がするわけでもない部屋なのに！「ゴソ、ゴソ、カリ、カリ」と音がした。鍵を閉め、忍び足で部屋を見て回る。

忍び足の僕の姿が泥棒のようだと思った。本気で部屋の隅々を見たが、ゴキブリもネズミもいない。今までゴキブリやネズミが出たことはないのに！　さっきの音は、なんだったんだろう。この世で聞いたこともない音だった。

きっと祖先の人達が忘れないで、よく墓参りに来てくれた、と、挨拶してくれたんだと思うようにした。

臆病な僕は、そうでも思わないと、眠れなくなってしまう。

その後、すぐに交差点で財布を落とした。急な雨で、カサを開くのに、脇の下にサイフを挟《はさ》んだ。カサを開いたとたん、落ちたのだろう。現金が入っていたので馬鹿なことをしたと思った。警察から電話があり、サイフはそのまま全部返ってきた。

この広い東京で、神様みたいな人がいることに驚いた。何だか分からないが……、人に助けられていると、感謝で一杯になった。僕は一度二度ではなく、財布を落としているが、すべて返ってくる。馬鹿を助ける神様がいるんだね。

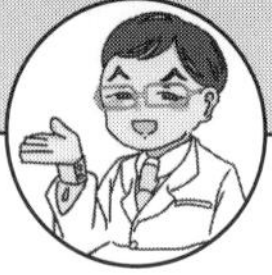

#118

難しく考えず、今日できることを頑張ればよい

「三〇代～四〇代」は、結婚、子育て、学費、家のローン等などの支払いやら昇進試験やら部下の教育やら、盛り沢山の仕事が重なってくる。

難しく考えると、どこかで糸がからんでしまう。先が見えなくなって心身症になることが多い年代。問題がたくさん起こると、何もかもやる気を失う、心身症の初期症状が出やすい！

脱毛に悩んだり、動悸、めまい、耳鳴り、電車恐怖、エレベーター恐怖、多汗症とさまざまな症状が出やすい。朝、家を出て公園のベンチで一日中過ごすという出社拒否症になると重症です。今では人酔いが多く出ています。

先の先を考えると誰でも不安にはなります。必要以上に物事を難しく考えず、今日できることを頑張ればよい。それで十分と割り切る。その精神が大切です。余計なことを考えても「体はひとつしかない」と割り切って優先順位を決めるようにしましょう。

そうすると、一日がシンプルになっていきます。

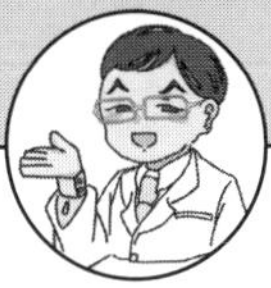

#119

誰にでもチャンスはやってくる、夢はきっと叶うようになっている

チャンスがいつ来るか？　悩んだり、苦しんだりした後にチャンスはやってくる。

友達は、貧乏大学生をやっていた。学費がかかると言っては、モヤシイタメばかり食べていた。それも親からの仕送りが届く前日までモヤシイタメを食べていた。アパートに行くと、汚くて入れない部屋だった。でも大学を卒業して数年で異例の昇進をした。二五年ぶりに都が開催する会議でばったり会った。彼は頭が薄くなっていて、メガネをかけていた。学生の頃とは全く異なる外見で威厳の匂いがした。会議が終わって彼が走り寄ってきた。彼は、「僕ダヨ、僕ダヨ」とくり返してきた。

やっぱり頑張っている人にはチャンスがくる、と思った。

頑張っている人は、きたチャンスをものにする。腹がすわっている。

偉くなる人は、苦しい体験の中で、自分の未来と能力を信じている。

誰もが自分の力を信じてチャンスを待ち続けてほしいものです。

夢はきっと叶うようになっているはずです。

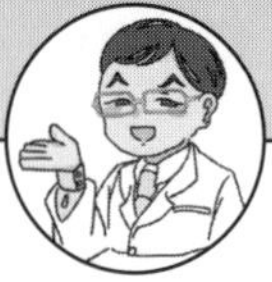

#120

できる、できると思ってやると、できるようになる

子供は逆上りを必死になってしている。でも上手にできない。くり返しているうちに、足で蹴ると同時に、腕で支えるというコツをつかむ！

縄飛びだって最初は、足に縄がからんで上手に飛べない。くり返しているうちに、縄が地面に着いた、タイミングを知る感覚を身につけて上手に飛べるようになる。

このように、子供は、できると信じているから、くり返しやっている。できると信じることで、ふとした瞬間、できるコツをつかむのです。オリンピックの選手の鉄棒やスケートを見ていると、美しくて人間技とは思えない。「自分にはできる、できる」と信じているオリンピック選手の精神力が技となって、人を超えた技を出していくのでしょう。

凡人の私達だって、自分の力を信じれば良いのだ！　努力を重ねた練習こそが、能力につながる窓口になるはずです。

自分自身を信じることが能力をフルに出せることにつながっているのです。

❀うつ病と心身症の違いとは

皆様は心の病について、ご存じと思いますが、簡単に説明させていただきます。

うつ病──▶イジメられる、過剰労働、金銭トラブル、親の介護が長びく、引越しの後など、日常生活で発生することが多い。

「眠れない、死にたくなる」など感情を動かす症状が出ることが多い。

心身症──▶失恋、離婚が長びく。子育て等の感情のもつれにより、発生することが多い。直接体に出る「胃痛、下痢、めまい、動悸、多汗、脱毛、アトピー性皮フ炎等」まだまだ多くの体に出る症状がある。

●現在は心身症にあたる「テクノストレス症候群」と「うつ病」とが合わさり、複合症状を出している方が多くなっています。

ケイタイ電話、スマートフォン、インターネットの画面を、長時間覗く日常で発生する脳疲労。そこで自律神経の乱れが本来より激しく乱れてしまう。「強い頭痛、一時的記憶喪失」まで起こっている。軽いめまいでは済まなくなっています。

●心の病ではないかと思った時は、自己診断をしないで、専門の心療内科を受診して、早期診断、早期治療をしましょう。

新型うつ病とは

自分の性格と職場が合っていない不安。

学生時代に成績が良くて、教師や親から注意を受けたことが少ない育ち方をしている。

すなわち挫折の経験が少ない人の場合、自我形成が未熟なために、社会に出たとたんに「不適応」を身体症状として出してしまうのです。

●若い世代に増加している

新型うつ病は、すべてが便利になった日常生活の中で、だれもが知らず知らずにかかってしまう病気の一つで、近年若い世代でかなり増加傾向にあります。

日常の生活習慣のズレで生活習慣を狂わせることで作られてしまう病気で、発病する時点ではすでに慢性化していることが多く、そうなると治療はなかなか困難です。

年代的には、昭和の後半から平成生まれの若い世代に増加しています。

出社前に感情が下向きになってしまうという特徴があり、自由がきかない会社などで症状が出やすい心の病です。出社しなくてもいいとなると感情が上向きになり、休暇届けを提出した途端に改善する傾向があり、薬を服用しなくても元気になります。

●予備軍になっていないか

以下のうち二つ以上心当たりのある人は、新型うつ病の予備軍の可能性があります。

①平日は症状があるが、休日は元気。朝起きた時、できれば会社を休みたい。
②月曜、火曜の症状が重く、木曜から金曜にかけて軽快。できれば、自分のことをだれも知らない遠い国とか遠い場所に行きたいと思ってしまう。
③頭痛、食欲低下、動悸、めまい、吐き気、下痢などの自律神経症状が強い。とくに朝に症状が強く出るため、遅刻や欠勤が目立つ。
④夜間、コンピューターゲームやインターネットの時間が増えている。
⑤勤務中に能率が低下しボーッとしている。無表情で感情が出せなくなっており、人と会うことが減った。
⑥同僚との会話をさける。アフター5の誘いに乗らない。仕事が終わると一人で行動す

ることが多くなった。アルコールの量が増えてきている。

⑦得意分野ではハキハキしているが、興味のないことには、まったく反応しない。自己中心的性格傾向がある。

⑧常にパソコン、ケイタイ電話、ゲーム機器と関わって、一人での行動を好む。

⑨夜の寝つきに一、二時間かかる日が多い。夜中何度も覚醒し、その後寝つけない。

⑩何度もトイレに行く。以前より下痢、便秘をくり返すようになっている。

⑪三度の食事が不規則で、空腹な時だけ適当なものを食べている。とくに速く食べられる安いもので済ましてしまう。たとえば、カップラーメン、ハンバーガー、菓子パン、スナック菓子ばかり食べている。

⑫ごみ出し、掃除、片づけ、整理整頓などが面倒。

⑬日常生活が単調でもの足りないと悩む日が多くなってきている。何かを始めたいが、何を始めたらよいか、何をどう変えていけばよいかわからず、葛藤が多い。

新入社員は、出勤前から肩に力を入れて構えてしまいます。強い緊張感から交感神経と副交感神経が乱れてきます。会社が面白くないために、夜遅くまでパソコン相手に夜ふかしをしています。それによって、出社する月～金曜日に症状が出るようになります。

●新型うつ病になるパターン

子どもの頃から自分だけの部屋、自分だけのテレビなどの中で育っていることで、同僚と足並みを合わせたり、協力して助け合っていくことのできない人が多いのです。

「一人っ子状態で育った人」や「孤立しやすい人」は、会社へ行っても同僚や上司とうちとけられない。しかしそこに努力・忍耐・我慢がないので、心に負担がかかり、新型うつ病にかかりやすいのです。

重要なポイントは、睡眠時間です。「会社に行くのが少しだけおっくう」と、だれでも思うことはあります。土・日を楽しみにして頑張って会社へ行く。これが普通の人ですが、新型うつ病の人は、夜ふかしするので熟睡していません。そのため脳のメカニズムが狂ってしまっています。

それが脳に慢性の疲労を起こして、会社に行くことが非常に負担になってしまっているのです。負担が日々重なることで、新型うつ病を発生させると考えられます。

子どもに夜ふかしをさせないように、勉強は朝早くからさせる習慣に切り替えましょう。

社会人になった時に、新型うつ病を発生させることにつながるからです。

この新型うつ病は、日常生活で作られてしまうのです。生活習慣の狂いにより、生活リズムに変調をきたして発病するようになるのです。

●生活習慣を改め、規則正しいリズムを守ることが大切

まず、自分自身が新型うつ病の予備軍であるということに気づくこと、そして大事なのは、次にあげるように生活習慣を改め、規則正しいリズムを守ることです（とくに①と②は、必ず取り入れるようにしてください）。

①朝食をきちんと正しく食べる

菓子パンなどではなく、ご飯、めざし、納豆、サラダといった、安価でもバランスのよいものを食べる。昼休みには、みかん、りんごなどをふた口食べる。みかんなら半分、りんごなら四分の一程度。

②仕事と関係のない人たちと話をし、一緒の行動をする

たとえば、休日にボートを漕ぐサークルに入る。これは仲間と息を合わせる必要がある

ため協調性を育むスポーツで、他人と合わせることができるようになる。よいサークルに入ると、仲間と話せるようになる。次の休日を待ちながらサークルの準備をする楽しみも生まれる。日々の生活にメリハリをつけることが、もっとも大切である。

③ 夜は一二時に寝て、朝は七時に起きる

入眠時間は夜一二時と決める。朝は七時に必ず起床。

決まった時間よりも三〇分早く起きる。できることなら、一時間早く起きるともっとよい。

早く起きた三〇分か一時間を散歩にあてる。

④ 速歩き、ゆっくり歩きのウォーキングをする

ウォーキングをする。ラジオ体操も効果的。

血液がサラサラになり、脳に酸素を取り入れるスピードをアップできる。

水分を多く取り、身体の水分を新しいものと交換する。

⑤ 仕事の合間に五分〜一〇分の深呼吸

精神の安定をはかるため、仕事の合間に五分〜一〇分でも深呼吸する習慣を必ずつける。

できれば一五分〜二〇分間仮眠を取る。

それによって、脳にブドウ糖が運ばれ、脳と身体の疲労が少し取り除かれ、午後の勤務の能率アップにつながる。仕事に自信がつくようになる。

⑥アルコールや過食を控える

眠るためにアルコールを飲む習慣があると、日々量が増える恐れがある。同時に、睡眠中に内臓が活動しているため、睡眠が浅くなり、傷んだ細胞の復活及び再生能力が低下する。そのため朝起きた時、体がだるく感じる。

●いずれにしても、自己診断をしないで専門の心療内科を受診して、早期診断・早期治療をしましょう。

新型心身症（テクノストレス症候群）とは

まさかと思う大事故につながるテクノストレス症候群という病気。

スマホやＰＣなど機器類を長時間使うことで、脳疲労を起こし、一時的な記憶喪失をおこす。二秒～三秒間のため、その記憶喪失を気のせいにしてしまう危険があります。

●脳疲労・眼球疲労・聴覚疲労が重なると身体に異変が起こる

パソコン、インターネット、ケイタイメール、テレビゲームなどを使い続けることで、脳疲労、眼球疲労、聴覚疲労が重なり、テクノストレス症候群を引き起こします。

これらの機器類を使い続けると二、三年後からケイタイ電話やインターネット依存症が出始め、ケイタイ電話の画面を見ていないと不安症状が出ます。

また、イヤホンで音楽を聴いていないと、落ち着かなくなるという症状が出ます。そのうち、テクノストレス症候群が身体に現れてきます。

・強い耳鳴り、頭痛がする。
・動悸、めまい、吐き気に襲われる。
・五分以上待つとイライラして、待つことに対して忍耐がなくなる。
・ストレスが身体を直撃した状態で、まぶたのケイレンや目を自分の意志で「開ける、閉じる」ができなくなり、半開きの状態になる。眠る時間でも完全に目を閉じることができなくなったりする。
・呼吸器を直撃することもあり、パニック発作につながってくる人もいる。

文明が進むにつれて、自分で考えて行動する前に、指先で答を引き出してしまいます。その結果、空き時間に耐えることができなくなるのです。

たとえば、上司が会議などで約束の時間に遅れると、待っている間、一人ぼっちの時間で切れてしまう。そして相手が上司であろうと先生であろうと爆発する行為が出てしまうという状態になります。

テクノストレス症候群は、脳の疲労と深く関わっているため、一度身体症状が出てしまうと、長期間の治療が必要になります。

脳中枢一cm内には、四〇億ほどの脳神経が集中しています。そこに起こった異変をすぐには改善できません。治療してもすぐ良くならないため、本人が苦しみます。

脳を疲労させない機器の使い方をするようにして下さい。新型心身症は、症状が一つに定まっておらず、体調不良と気分障害が重なって出てくるのが特徴です。

●新型心身症テクノストレス症候群予備軍の症状

次のなかで二つ以上心当たりがあれば、新型心身症予備軍に入ってきている可能性があります。

①何でもないことで、急に涙が出たりする。
②イライラして怒りっぽい。
③外出する時、支度に時間がかかる。何度もチェックする。
④時間さえあれば、ケイタイでメールしている。ケイタイを手放すと不安になる。
⑤朝起きられない。夜寝つけない。
⑥仕事の能率が低下する。プライベートでも意欲が減っている。
⑦食欲低下、体重減少、過食。

⑧胃痛、吐き気、腹痛、下痢、便秘。
⑨めまい、頭痛、目の奥の痛み、耳鳴り。
⑩肩こり、背部痛、腰痛。
⑪息切れ、動悸、胸痛。
⑫全身倦怠、疲労感、微熱。
⑬人前に出ると緊張する。乗り物に乗れない。
⑭鞄に書類が入っていないとか、ときどき自分の行動を忘れる。
⑮家のカギのかけ忘れが気になる。頻回の手洗い行動。

このように、身体に表れる症状はさまざまです。

身体を直撃した状態では、まぶたのけいれんが起きたり、目を自分の意志で開けたり、閉じたりできず、半開きの状態になることもあります。

また、眠る時でも完全に目を閉じることができなくなったりします。さらに、目をチカチカ、パチパチさせるチック症状や、首を横に細かく振るチック症状などが出たり、目の奥のだるさを訴える人もいます。加えて、脳にかかる刺激が溜まると、呼吸器に異常が起こります。さらに症状として「激怒する行為の増加」がパニック発作の引き金を引くこともあります。

息を吸い込む、吐くといった動作に支障をきたし、金魚のようにパクパク口を開けて呼吸をするようになります　必死で呼吸をしようとしてもうまくいかず、苦しくて、苦しくて仕方がありません。

助けを求めてだれかを呼びたくても、声も出ません。困ったことに、一度呼吸困難に陥った体験をすると、再び起こるのではないかと不安になり、不安症状が継続することによって、ストレスはさらに大きくなります。

そのためにパニック症候群になってしまう傾向があります。

五分以上待つとイライラするといった、待つことに忍耐ができなくなることもあります。

めまい、耳鳴り、吐き気、頭痛を訴えて通院される方が二、三年前より増えています。

とくに思い当たるトラブルもないのに、これらの症状がなかなか取れない人は、テクノストレス症候群を視野に入れて受診してください。

●テクノストレス症候群の予防

テクノストレス症候群にならないために生活習慣を見直しましょう。

①予定を詰めすぎた生活を改める

ホッと一息つける時間を作る。予定をびっしり入れると、ムダな時間がはぶけて一見合理的に見えるのですが、そこには脳のストレスという大きなワナがあります。脳が一日中休めません。

たとえば、二時間パソコン、インターネット、ケイタイの画面を見た後は、機器類から離れた生活に切り替える。それとともに三分間大きく深呼吸をすることです。

気持ちの切り替えには、身体を動かす体操と深呼吸が役立ちます（首の筋肉をのばしたり、背筋を伸ばす運動が有効）。これで脳を切り替えることができます。

②一日に三回、朝、昼、晩と楽しみを作る

たとえば、朝食、朝日を身体に浴びる、散歩する、昼休みの仮眠（一五分〜二〇分）をとる、夕方の会社帰りに遠回りして夜景を見る、趣味の店をのぞく、ペットと遊ぶ、植木いじり、ミュージカルや映画観賞など楽しみを作ることです。また、昼休みにあえて外出

して、他人と話す時間を持ちましょう。

③ あえて不便な生活をする

たとえば、車で五分のところへは歩いて行く。身体を動かして歩いている時は、集中して脳を使っていないために脳がリラックスします。また、できあがったものを買って食べるのをやめて、材料を買ってきて料理をするなど、そんな時間を持てば脳を休めることができます。

不便な時間を取り入れることによって、自分自身と向き合う時間が増え、反省ができるようになります。忍耐力も養われ、ものへの感謝が生まれます。

将来の自分を映し出す鏡の役割をする時間が生まれます。どんなことをするにも、ムダと思える時間と集中する時間とのバランスを崩さないことが重要になります。

新型うつ病と新型心身症（テクノストレス症候群）の発症に共通するのは、日常生活において自分で楽しいと思うことを作り出す、生み出すことが欠落している点です。それが心の余裕を失わせ、将来への方向性を見失わせ、自信の喪失へとつながっていくのです。

そのことをよく頭において何ごともプラスに考え、自分自身を前向きにするよう心がけていきましょう。

三〇年間で急激に進んだ機器類により、人の体に異変が起こってきています。免疫力の低下が多くの病気を生み出しているのです。
●いずれにしても、自己診断をしないで専門の心療内科を受診して、早期診断・早期治療をしましょう。

精神科医が教える

一瞬で「不安」を消す言葉

著　者　浅川雅晴

発行者　真船壮介

発行所　KK ロングセラーズ

東京都新宿区高田馬場4-4-18　〒169-0075

電話（03）5937-6803(代)　振替 00120-7-145737

http//www.kklong.co.jp

印刷・製本　大日本印刷(株)

落丁・乱丁はお取り替えいたします。※定価と発行日はカバーに表示してあります。

ISBN978-4-8454-2531-0 Printed In Japan 2024